走出孕期

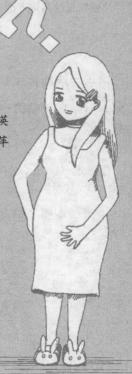

主　编

胥京生　谢英彪

编著者

孙剑秋　于红娟　虞丽相　乐　瑛

张新伟　徐　蕾　苏元元　李红萍

严玉美　周婵婵

金盾出版社

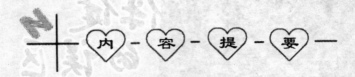

内-容-提-要

　　本书详细介绍了孕期在饮食营养、运动锻炼、医疗、护理及心理保健等方面容易存在的种种误区,并科学地指出如何走出误区、做好保健,生育一个聪明健康宝宝的具体方法。其内容丰富,科学实用,是孕妇及其家人必读的书。

图书在版编目(CIP)数据

走出孕期保健的误区/胥京生,谢英彪主编. —北京:金盾出版社,2009.6
ISBN 978-7-5082-5623-8

Ⅰ.走… Ⅱ.①胥…②谢… Ⅲ.妊娠期—妇幼保健—基本知识 Ⅳ.R715.3

中国版本图书馆 CIP 数据核字(2009)第 032635 号

金盾出版社出版、总发行
北京太平路 5 号(地铁万寿路站往南)
邮政编码:100036　电话:68214039　83219215
传真:68276683　网址:www.jdcbs.cn
北京金盾印刷厂印刷
兴浩装订厂装订
各地新华书店经销
开本:850×1168 1/32　印张:7.25　字数:163 千字
2009 年 6 月第 1 版第 1 次印刷
印数:1～11 000 册　定价:13.00 元
(凡购买金盾出版社的图书,如有缺页、
倒页、脱页者,本社发行部负责调换)

前　言

　　拥有一个健康、漂亮、聪明的小宝宝是每一对夫妻的共同心愿。女人孕育生命是一生中的大事,也是女人的伟大之处。作为女人,只有经历了恋爱、结婚、怀孕、分娩、哺乳这一系列的过程,才算是拥有了一个完整的人生。当然,每一位准妈妈在怀孕期间总会遇上各种各样的烦心事,乃至心理上的不安和恐惧。十月怀胎是一个相对漫长的过程,280个日日夜夜,每时每刻都可能遇到多种生活中的禁忌,都可能不自觉地步入种种误区,这就需要掌握科学的优生优育知识,在实践中加以科学的运用。在整个孕期生活中,孕妇和家人要关注孕期保健的细节,避免出现误区,为母体健康、婴儿平安降生创造出最佳条件。

　　本书从孕期保健误区的角度出发,较全面、细致地指出了孕妇在营养、起居、运动、医疗、护理、心理等方面容易存在的种种误区,这对指导孕期生活、引导优生优育、保证母体健康、孕育健康宝宝有积极作用,对做好孕期保健具有实用价值和指导意义。

　　祝愿每一位孕妇都能拥有幸福、快乐、健康的孕期
生活。

　　愿《走出孕期保健的误区》成为您和家人的良师
益友。

編著者

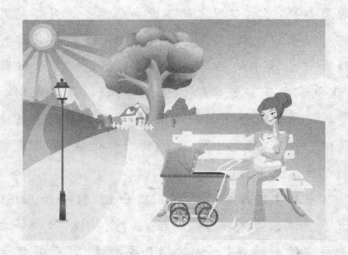

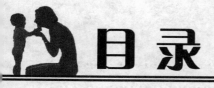

目 录

一、走出营养误区

走出孕期保健的误区

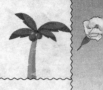

目　录

二、走出起居误区

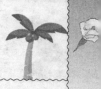

目 录

三、走出运动误区

四、走出医疗误区

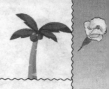

目 录

走出孕期保健的误区

五、走出护理误区

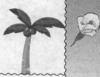

目　录

六、走出心理误区

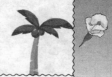

一、走出营养误区

误区 孕妇营养越多越好

一部分孕妇认为吃得越多越有营养,生出来的宝宝就会越聪明、健康。其实,在孕期加强营养是必要的,但绝对不提倡大吃大喝拼命进"补",关键是营养均衡,并能够顺畅地输送给宝宝。我们有时会发现孕妇体重越来越重,可腹中的宝宝却发育不良。现代研究表明,胎儿体重的增加是与孕妇输送给胎儿的血流量呈正比的,也就是说,与胎盘的血流量呈正比,而与孕妇血中营养物质浓度的多少无关。因此,孕期检查时除了解胎儿生长发育之外,还应注意胎盘脐带血流量情况,也就是母亲给宝宝运送养料的线路是不是顺畅。

如果在孕期母亲的体重过重或增加太快也会伴发许多危险,不仅会影响胎盘血供,间接影响胎儿发育,也会造成孕妇产后高血压、糖尿病、高脂血症等。当然,胎儿也不是越大越好,理想的胎儿体重应为 3~3.5 千克。医学上认为,当胎儿体重超过 4 千克就是巨大胎儿,过大的胎儿增加了难产的机会,是剖宫产的指征之一。整个孕期孕妇的适宜增长体重应为 12.5 千克左右,从怀孕 3 个月后每周增长 0.3~0.5 千克比较合适,增重过多或过少,都应进一步查治。

误区 孕妇也可以节食减肥

　　这可不是让你挨饿的时候,而是让你吃好的时候。也就是说,你需要放弃一部分自己喜欢的食品,比如不要过度贪恋甜食、甜饮料等,而要多吃一些自己不太喜欢但营养丰富的东西。

　　生活是公平的。一块巧克力蛋糕给胖人带来的是贴在臀部的脂肪,而轮到那些在孕期有权利增加 12 千克体重的瘦人身上,它却能消失得无影无踪。当丰满的女人怀孕时,一生中,她会第一次以胖为美。这时,她准许自己不受标准约束,第一次感到自己美丽。

　　饮食并非少吃就能减肥,如进食的技巧、食物的烹调、食物的选择等,皆是控制体重的关键。同样的营养价值,如果选择热能较低的食物,对体内的宝宝并没有差别,但是对于母亲本身可是影响很大;而且这些观念及技巧,对于产后恢复身材也很有帮助。既能供给胎儿足够的营养,而孕妇又不过于肥胖的做法是:

　　(1)进食行为改变:①改变进餐顺序:先喝水→再喝汤→再吃青菜→最后才吃饭和肉类,养成三顿正餐一定要吃的习惯。②肉类应去皮且不吃肥肉,只吃瘦肉部分。③油炸食品先去油炸面皮后再吃。④浓汤类只吃固体内容物,但不喝汤。⑤带汤汁的菜肴,将汤汁稍加沥干后再吃。⑥以水果取代餐后甜点。⑦以茶、开水或不加糖的饮料及果汁取代含糖饮料及果汁。⑧注意食物的种类及吃的分量。⑨吃完东西立刻刷牙,刷过牙就不再进食。⑩睡前 3 个小时不再进食(但白开水除外)。

　　(2)烹调方式改变:①尽量用水煮、蒸、炖、凉拌、红烧、烤、烫、烩、卤的烹调方式。②以上烹调方式尽量不要再加油,可加

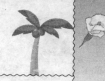

酱油(非酱油膏)。③善用葱、蒜、姜、五香粉、花椒粒、大茴香及一些中药材来增加美味。④烹调时少加入糖。⑤煮饭、买菜前,先算好吃饭人数及分量,避免吃下过多剩菜。⑥青菜可多吃,但是最好以烫熟的为主,或将汤汁沥干以减少油脂的摄取。⑦吃饭勿淋肉汤、肉卤。

误区　孕期需要一人吃两人的饭量

在孕前和怀孕期间,孕妇的饮食都会对发育中的宝宝产生影响。甚至在准备要孩子之前,就要特别注意自己的健康。每天吃健康的正餐、零食,还有复合维生素,如果孕妇不大了解每日的饮食是否都是有益健康的,咨询医师是很必要的。

当怀孕时,孕妇需要额外增加营养来保证自己和胎儿的健康。但不是要孕妇吃平时的两倍那么多。每天只需要增加1 250焦耳热能,所以孕妇每天的饮食不必增加太多。

在怀孕期间也不要限制自己的饮食,不然的话,未来的宝贝可能会缺乏蛋白质、维生素和无机盐。低热能的饮食会破坏孕妇的脂肪储备,这样会产生一种叫做"酮体"的物质,在饥饿时,酮体会在孕妇的血液、尿液中出现。母亲体内持续产生酮体会导致胎儿的智力低下。

误区　孕早期什么食物都可以吃

妊娠期间,孕妇应注意营养的摄入,但同时也应注意到有些饮食会对自己或者胎儿产生不良影响,甚至造成流产。在怀孕早期不应吃的食物有:

(1)螃蟹:味道鲜美,但其性寒凉,有活血祛瘀之功效,故对

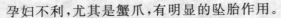

孕妇不利,尤其是蟹爪,有明显的坠胎作用。

(2)甲鱼:虽然它具有滋阴益肾的功效,但是甲鱼性味咸寒,有着较强的通血络、散瘀块作用,因而有一定坠胎之弊,尤其是鳖甲的坠胎之力比鳖肉更强。

(3)薏苡仁:是一种药食两用之物,中医认为其质滑利,实验研究表明,薏苡仁对子宫平滑肌有兴奋作用,可促使子宫收缩,因而有诱发流产的可能。

(4)马齿苋:它既是草药又可做菜食用,其药性寒而滑利,实验证明,马齿苋汁对子宫有明显的兴奋作用,能使子宫收缩次数增多、强度增大,易造成流产。

(5)山楂:山楂对妇女子宫有收缩作用,若孕妇大量食用山楂及其制品,就会刺激子宫收缩,严重的可导致流产。

(6)黑木耳:虽然黑木耳有滋养益胃的作用而很受孕产妇的欢迎,但同时其又具有活血化瘀之功效,不利于胚胎的稳固和生长,故应忌食。

(7)杏及杏仁:杏味酸性大热,且有滑胎作用。由于妊娠时胎气胎热较重,故产前一般应吃清淡食物,而杏的热性及其滑胎特性,为孕妇之大忌。杏仁中含有剧毒物质氢氰酸,能使胎儿窒息死亡。为避免其毒性物质透过胎盘屏障影响胎儿,孕妇应禁食杏仁。

(8)芦荟:有资料显示,怀孕中的妇女若饮用芦荟汁,会导致骨盆充血,甚至造成流产。对于分娩后的女性,芦荟的成分混入乳汁,会刺激孩子引起腹泻。芦荟本身就含有一定的毒素,中毒剂量为9~15克。大人一般可能会在食用后8~12小时内出现恶心、呕吐、剧烈腹痛、腹泻、出血性胃炎等中毒反应。

误区　孕妇服补品越多越好

为了肚子里的宝宝够营养,一些孕妇不惜用各种补品每天进补,甚至做好准备剖宫产要个大个宝宝。结果宝宝太大,剖宫产都有困难,孕妇们应适当控制饮食,以免对宝宝不利。

许多产妇认为,孩子大点没关系,自己生不下来就"挨一刀",剖宫产俨然成了产妇的"定心丸"。现在的孕妇养尊处优,怀的宝宝普遍偏大,越来越多的产妇因为宝宝太大,担心难产而选择剖宫产。剖宫产其实也不是万能的,孩子过大也会增加剖宫产的风险,容易造成切口大出血,而大个头的孩子比小个头的孩子在手术过程中更易发生缺氧的情况,大个头孩子的心脏、肾脏的负荷更重。由于营养状况过好,长大后更易患高脂血症、2 型糖尿病等"富贵病"。因此,为了产妇和宝宝的健康,孕妇们进补要悠着点,不是吃得越多越补就越好。

为了确保产妇和宝宝能有最好的机会获得健康,打算怀孕的妇女,在怀孕前至少 3 个月就应当改变生活习惯,还要有健康的饮食。在怀孕前和孕早期补充叶酸,能使新生儿神经管缺陷的患病率降低 75%。除了神经管缺陷以外,妊娠期妇女叶酸摄入不足还与低出生体重儿有关。因此,在怀孕前和孕早期补充叶酸至关重要。还要确保孕妇的食物丰富多样,才能保证妈妈和胎儿的健康。很多孕妇知道怀孕要吃优质蛋白,而忽略了对微量营养素的补充,这样会影响胎儿的生长发育。

在整个孕期,每一位孕妇到足月时体重平均增加 12.5 千克,包括胎儿、胎盘、羊水、子宫、乳房、血液、组织间液及脂肪沉积等。饮食的适量是健康饮食的基础,在怀孕早期孕妇的体重增加的不是很多,但到中晚期,孕妇的体重会明显增加。很多孕妇由于不健康的饮食,不适当的进补,使得体重增长过快,会引发分娩合并症风险和产后体形很难恢复的问题。

误区 孕妇都需要用补品补药

有些女性在怀孕之后,总怕因自己缺乏营养而影响腹中的胎儿,于是自作主张地服用滋补性药品,如人参、参茸丸、复合维生素和鱼肝油丸等。其实,孕妇滥用补药弊多利少,只要孕妇消化功能正常,就不必在补品、补药上下工夫,顺其自然更好。

各种滋补性药品都具有药的属性,都要经过人体内分解、代谢,都会有一定的不良反应,包括毒性作用和变态反应。可以说没有一种药物对人体是绝对安全的。如果用之不当,都会产生一定的不良反应,对孕妇、胎儿身体造成不良影响。因为母体摄入的药物都可通过胎盘进入胎儿血液循环,直接影响胎儿的生长发育。而胎儿的肝脏发育不全,几乎没有什么解毒的功能,所以往往造成严重后果。

任何药物、补品都有自己的特性及适宜人群。人参、蜂王浆是名贵补品,但它不一定适合所有的人群。中医学认为,人参、桂圆、蜂王浆、洋参丸、蜂乳等都属于甘温补品,甘温极易助火,而孕妇又是胎热旺盛之体,此时进补无异于火上加油,火盛则灼伤阴血,动胎动血,易出现先兆流产或是早产。还有些孕妇到医院去测定体内的微量元素是否缺乏,目前这项技术还不很过关,没有制订出更为科学的评定标准,到底缺多少,应该补多少,没有标准。因此,孕妇不要过于依赖这种或那种的检测。维生素也不宜过量服用,如过量服用鱼肝油,也会造成维生素A、维生素D中毒。

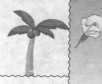

只要孕妇脾胃功能能良好，食欲正常，就应该在吃得好，吃得全，吃得可口上下工夫，注重日常生活中饮食的搭配和多样化，多食新鲜蔬菜和水果，注意调养，这才是孕妇的保健重点，而绝不能依靠补品、补药。如果孕妇孕期反应强烈出现"剧吐"，同时伴有尿少、体重下降等病理现象，就要到医院，在医师的指导下服药。

误区 孕妇不会营养不良

妇女妊娠期的营养与膳食，关系到孕妇与后代的健康，甚至会影响子女的智力生长发育，是一个不可忽视的问题。在这里，关键的一点是切忌营养不良。

所谓妊娠期的营养不良，即指营养素供给不足，也包括营养过剩的问题。比如，孕妇的膳食中，如果对无机盐长期摄入不足，则可能会使孕妇患骨质软化症、妊娠高血压综合征、缺铁性贫血等，对胎儿则影响更大。统计资料表明，孕妇营养缺乏，可导致流产及死胎率增高，并影响婴儿体格与智能的发育，甚至波及终身，即所谓"先天不足，后天难养"。

另一方面，孕妇的营养过剩，尤其是热能过剩，也可能造成胎儿过重，或孕妇过分肥胖，而增加难产的可能性。所以，要使孕妇合理膳食，达到理想的营养要求，才能保证母子的健康，切勿营养不良。

孕妇对于饮食的需要是随着胎儿的生长而变化的。在怀孕的头 4 个月中，由于胎儿还小，向母体索取的营养不多。所以，这时除了需要增加一些富有无机盐和维生素的食物，如蔬菜和水果等，糖类和蛋白质的需要量还不多。这时期孕妇往往会发生呕吐，胃口也不好。所以，在这时期应该多吃些富含 B

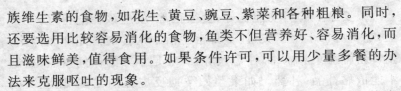

族维生素的食物,如花生、黄豆、豌豆、紫菜和各种粗粮。同时,还要选用比较容易消化的食物,鱼类不但营养好、容易消化,而且滋味鲜美,值得食用。如果条件许可,可以用少量多餐的办法来克服呕吐的现象。

在怀孕的第 5～7 个月时,胎儿的生长逐渐加快,向母体索取的营养素也越来越多,而孕妇的胃口也随之好转了。这时期孕妇对于各种营养的需要一般都要比以前增加。所以,除了饭量按照胃口增加外,还要多吃富含蛋白质、维生素和无机盐的食物。蔬菜中的金花菜、苋菜、胡萝卜等,都含有极丰富的无机盐和维生素,应经常食用。同时,这些食物含有很多粗纤维,多吃还能避免便秘。黄豆和各种豆类制品含有很多蛋白质和脂肪,也应该常吃。当然也需要吃些荤菜,以补充上面几种食物的不足。

怀孕的最后 3 个月是胎儿生长最快的时期。这时孕妇所需要的热能一般应比以前增加 15％～20％,特别是用来组成胎儿肌肉和各种内脏所必需的蛋白质更应该增加。否则,孕妇身体中的蛋白质大量地被胎儿吸取后,孕妇本身就要变得非常瘦弱了。因此,这个时期除了多吃豆类制品外,还应多吃富含蛋白质的荤菜,如蛋、肝、鱼、肉等。此外,钙、磷等无机盐在怀孕后期的需要量也极大,而铁在孕期末的 2 个月需要量也比以前多得多,所以在这个时期如果缺乏这些物质,就会使胎儿患软骨病和贫血,而孕妇自己也常常会因此而引起贫血,所以怀孕后期应多吃动物肝、鸡蛋、大豆、苋菜、花生等食物。

误区 孕期营养多总比少强

孕妇营养过剩的一个直接后果就是导致肥胖,不仅增加妊娠糖尿病、妊娠高血压综合征的发生危险,还可能导致巨大儿发生,增加难产的可能,容易出现产伤;巨大儿出生后容易出现低血糖、低血钙,成年后容易患肥胖病、糖尿病和心血管疾病。

妇女在怀孕期间,由于胎儿生长发育和孕妇自身的需要,必须从饮食中获得足够的营养物质。尤其是头 3 个月,受精卵处于分化最旺盛的时期,各种器官系统尚未形成,这时孕妇所需的营养和微量元素越来越多。如果孕妇挑食,身体所需的各种营养得不到及时补充,导致微量元素缺乏,危害胎儿。反之,孕妇只管满足食欲的需要,大吃大喝,不加节制,造成孕妇和胎儿的营养过剩,胎儿过大,分娩时困难不说,还可能为孩子以后的肥胖埋下祸根。

孕早期的妈妈最苦恼的莫过于孕吐反应了。孕吐是由于体内激素水平变化导致消化道的不适而产生的,口中感觉有说不出的异味,口水分泌增多,厌油腻,晨起恶心、反酸,严重的会有呕吐。孕吐使孕妇进食困难,日常膳食中的营养素又常因烹调方式的不科学而大大流失,同时由于孕妇消化功能的减弱,胃口差,大量的食用蔬菜、水果、肉类和主食受到限制。这时营养素的吸收率很难保证,容易出现营养不均衡及营养不良。但孕早期是胚胎形成的关键时期,营养物质不均衡,严重时会引发流产、畸胎及胎儿大脑发育异常,更重要的是妊娠期(尤其是孕早期)叶酸的缺乏,会增加胎儿神经管畸形的发生率。研究表明,孕妇每日服用 800 微克的叶酸可有效预防胎儿神经管畸形的发生。

孕早期的准妈妈一定要注意保持充足、均衡的营养,尤其是多种维生素、无机盐的补充,包括维生素 A、维生素 C、维生素 D、维生素 E、维生素 B_1、维生素 B_2、烟酸、维生素 B_6、叶酸、

维生素 B_{12}、钙、铁、锌等,能有效促进胎儿细胞分裂,并预防营养素缺乏而引起的流产、畸胎、胎儿大脑发育异常。妊娠反应剧烈的孕妇也可选择品质优良且安全的营养补充食品,以保障均衡营养摄入,促进胎儿的健康成长与发育。

国内外研究证实,孕妇缺碘会造成胎儿大脑皮质中主管语言、听觉和智力的部分发育不完全,胎儿出生后可能表现为不同程度的聋哑、痴呆、身材矮小、智力低下、小头等残疾和畸形,治疗效果不佳;缺锌不仅会导致孕妇机体免疫力低下,味觉失常,伤口不易愈合,而且还会导致胎儿发育迟缓、体重不足、智力下降等危害;缺钙则会影响胎儿骨骼的生长发育,这些对优生优育是极为不利的。

调配孕期的膳食要考虑到蛋白质、脂肪和糖类的适量摄入,孕妇需要的热能比非孕期高 25% 左右,每日所需的热能为 10 460～11 297 千焦,多进食富含碘、锌、铜、钙、铁等微量元素的食物。在天然食品中,含锌较多的食物有花生、芝麻、核桃、黄豆等。在各类蔬菜、大豆及豆制品、猪肝等食物中,都含有丰富的铁,而芝麻、黑木耳中含铁量更高。含碘丰富的食物有海带、海鱼及紫菜等。只要多吃这类食品,营养缺乏是基本可以避免的。

反之,在饮食上千方百计让孕妇多吃大鱼大肉,认为营养好,胎儿长得大一些,胖一些,其实这是不对的,偏吃鱼肉也会造成营养不平衡,可发生维生素缺乏症。营养过剩,不但会使孕妇身体过分肥胖,而且胎儿生长过大,反而容易造成难产,对胎儿不利。所以,在怀孕期间讲究营养均衡是第一位的。

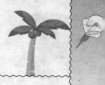

误区 孕妇营养过剩没啥害处

妇女怀孕后,适当补充营养,既有利于胎儿,又有利于孕妇本身。但是现在却出现了另一种情况,随着人们物质生活水平的大幅度提高,出于对婴儿的营养、健康和聪明的渴望,有些妇女一旦怀孕,就倾其所能,使劲加餐,拼命吃,结果是孕妇体重大增,营养过剩。其实,这样做对孕妇和胎儿都没有好处。

首先,吃得过多将导致孕妇体重剧增。由于体内脂肪蓄积,导致组织弹性减弱,分娩时容易造成滞产或大出血,而且这些肥胖孕妇最有可能发生妊娠高血压综合征,合并糖尿病、肾炎等病症。

其次,胎儿也身受其害。一是容易发生难产。据统计,目前国内孕妇难产率高达 20%～30%,婴儿体重越重,难产率越高。二是容易出现巨大儿(胎儿体重超过 4 000 克)。分娩时巨大儿易出现产程延长,容易影响胎儿心跳,发生窒息;而且出生后,由于胎儿期身体脂肪细胞的大量增殖,容易引起终身肥胖。因此,医学界呼吁:在胎儿期就应预防肥胖症。三是围产期胎儿死亡率高。统计资料表明,孕妇体重增加超过 13 千克时,围产期胎儿的死亡率比普通孕妇高 2～5 倍。因此,孕妇应合理安排饮食,不可无休止地过度进食。

一般说来,妇女怀孕后并不需要增加太多的营养。因此,每日主食 500 克(要粗、细粮搭配),鸡蛋 2 个,鱼虾、肉类或豆制品 150 克,牛奶 250 克或豆浆 500 克,新鲜蔬菜 500 克,水果适量,就可以满足孕妇的需要。关键是要搭配均衡,防止偏食和过多的进食。判断孕妇是否营养过剩,最好的办法是观察其体重增加的情况。

在正常情况下，孕早期孕妇体重最好增加 0.75～1.5 千克，以后每周增加 0.4 千克，至足月妊娠时，体重增加总数以 12.5 千克为宜。有人设计了这样一个公式来帮助判断孕妇是否营养过剩：肥胖度（％）＝（实际体重－标准体重）÷标准体重×100％，标准体重（千克）＝本人身高（厘米）－100。如发现体重增长过快，就应及时调整饮食结构，适当限制主食，少吃甜食及脂肪类食品，并适当增加活动量，尽量把体重控制在合理的重量上。

单纯地追求营养，使得营养过剩，会使孕妇出现高血压现象和胎儿过大。我国孕、产妇死亡率为 0.049％，其主要原因是妊娠高血压引起的，另一原因是巨大儿造成的难产，分娩期延长，引起产后大出血。

妊娠期营养过剩，包括摄入维生素量过多。维生素对人体生理过程起着不可替代的巨大作用，但摄入过多也是无益的，因为它毕竟不是补品。例如，服用维生素 A 过量，会引起胎儿骨骼异常，或发生腭裂、眼、脑畸形，出生后食欲缺乏、体重轻；服用维生素 B_6 或维生素 C 过量，可以影响胚胎的正常发育；服用维生素 D 过量，可使胎儿出生后血钙过高，智力低下，食欲缺乏，便秘，还可能使硬脑膜裂开；服用维生素 K 过量，可引起新生儿腹泻、腹痛和乏力等。

有些孕妇惟恐胎儿缺钙，每天大量服用含钙多的牛奶，或直接服钙片，并同时服用维生素 AD 丸等。这样做的结果，也可使胎儿发生高钙血症，婴儿囟门关闭过早，腭骨变宽而突出，鼻梁畸形，主动脉窄缩等，严重时可导致幼儿发育不良、智能低下。

因此，孕妇不宜大量温补，导致营养过剩。摄入营养素较平时适当多一些，即可确保婴儿营养充足、体质强健。

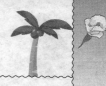

误区 怀孕后就要进补

现在大家都只生一个孩子,都希望能优生。有的人认为吃补品总不会错,于是孕期擅自进补,结果导致流产、难产、早产。

有一孕妇妊娠期间一味大补,就想生个胖儿,结果事与愿违,胎儿被她滋补得过大,未足月就死在母腹中。虽然产妇距离预产期还有1个月,可死去的胎儿体重已达6 000克。这位孕妇告诉医师,她怀孕后,买了大量营养方面的书,每天照着书不停地吃,什么鱼肉虾蟹、蛋禽果蔬,健脑的、补钙的顿顿不能少,结果讲究了营养,忘记了科学。1个月前检查时,医师就发现她的孩子比一般妊娠足月的胎儿都大,孕妇很高兴,以为总算没有白补,她的孩子也一定比别人的孩子健康聪明。没想到离预产期还有近1个月,胎儿却出现异常,失去胎动,到医院一查,胎儿已经死亡。医师认为孩子的死亡与其发育过大有关。

孕妇进补不当会流产。不少高龄产妇为求顺利分娩,在产前就采用食补或中药调养。然而,产前体质调养方式须视个人体质状况调整,否则错误的进补不但无法强身健体,相反可能造成流产。自古以来,中医对于女性体质,尤其是生育方面,形成了一套有效的调养方法,能减缓怀孕过程中不舒服的症状,并使产程更加顺畅,但并非适合每个人使用。孕妇调养一般分为受孕前、受孕后及产后。值得注意的是,很多人存有错误的观念,以为怀孕、身体虚弱就得进补,所以不少女性怀孕调养时,自行服用的中药大多以辛热药为主,结果反而导致体质过于燥热,严重者甚至会造成流产。中医将不受孕体质的妇女分为4类,需要先区分自己的体质,并配合从月经周期开始调整,才能收到成效,以肾虚不孕、阳虚的妇女为例,就可以利用四物汤与杜仲来调养,等到成功受孕后,再进行怀孕安胎的调理。由于每个人的卵巢排卵周期与激素分泌各不相同,因此个人的体质状况也都不同,中医调理就是依其中不同的变化进行调整,所以孕妇应先咨询中医师,以避免不适当调养反造成不良后果。

有些妇女怀孕后就多吃补药、补品,希望胎儿长得快、长得好,不管是人参还是鹿茸,样样吃。其心情虽然可嘉,但做法实不可取,这类补药对孕妇和胎儿实在是弊多利少。

人参虽属老少皆宜的大补元气之品,然其服用原则为"虚则补之"。如怀孕后久服或用量过大,就会气盛阴耗,阴虚则火旺,亦即气有余便是火。人在内服 3% 的人参酊 100 毫升后,就会感到轻度不安和兴奋。如内服 200 毫升后,可出现中毒症状,如全身玫瑰疹、瘙痒、眩晕、头痛、体温升高和出血等。孕妇滥用人参,容易加重妊娠呕吐、水肿和高血压等,也可促使阴道出血而致流产。胎儿对人参的耐受量也很低。曾有报道,某妇女怀孕后 1 个月开始常服人参,2 周后出现心悸、胸闷、头痛、失眠、鼻出血和下肢水肿等症状,继而出现阴道流血,待 4 个月后检查时,胎儿已死亡。所以,孕妇不可滥用人参。

孕妇除了不可滥用人参外,其他如鹿茸、鹿胎胶、鹿角胶、核桃肉等也属温补助阳之品,也不宜服食。如果病情需要,应在医师指导下服用。如孕妇想服补药,也应本着宜凉忌热的原则,酌情选用清补、平补之品,如太子参、北沙参、山药、生白术、百合、莲子、麦门冬等。若孕妇脾胃功能良好,食欲正常,没有恶心、呕吐和腹泻,也可适量服用阿胶,以利养血安胎。孕妇如想进补,不如注重日常生活中饮食的搭配多样化,多食新鲜蔬菜和水果,注意调养,这样做更比吃补药强。

再好的补药,也要经过人体代谢过程,增加肝、肾负担,还

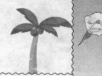

有一定不良反应，所以对孕妇和胎儿都会带来程度不同的影响。有的孕妇服了大量的蜂乳，导致严重腹泻，最终流产。常服人参蜂王浆、洋参丸等会损伤孕妇和腹中之胎。孕期小腿抽筋，便常服维生素 A、D，结果造成维生素 A、D 过量，引起中毒。

孕期不能吃热性食品，如狗肉、羊肉、胡椒粉等，进补应遵循"宜凉忌热"的原则，即使是水果也应吃性味平、凉之物，如番茄、生梨、桃等。产前进补应遵医嘱，切莫自以为是，擅自滥补，以免损害母体和胎儿健康。

误区 孕期进食蛋白质多多益善

蛋白质是人体细胞生长发育所必需的，也是胎儿脑组织发育所需要的物质。蛋白质能促进胎儿发育，构造体内各组织，包括所有细胞、血液、肌肉等，是生命的物质基础。蛋白质主要来源于动物蛋白和植物蛋白两种，孕妇摄入充足的蛋白质，对胎儿生长非常重要。一个新生儿体中含蛋白质约 440 克，加上胎盘和母体其他有关组织增长的需要，共需蛋白质 920 克左右。母亲为了保持妊娠和泌乳，子宫、乳腺和其他组织都在增大，因此孕妇每日蛋白质需要量为 75～108 克。

富含蛋白质的食物有肉类、鱼、蛋、奶、豆类等。每日可食用鸡蛋 2 个，动物肉类 200 克，豆或豆制品（包括豆干或豆腐）100 克。奶或奶类食品含有丰富的钙，能促进胎儿的骨骼和牙齿的发育。同时，含有丰富的蛋白质，可供构造新细胞。动物蛋白以鱼、瘦肉、家禽和蛋奶类为主，这些食物除含有蛋白质外，还含有丰富的维生素、无机盐、饱和脂肪酸。植物蛋白有豆类、米、麦、坚果和种子等。这些食品是孕妇的理想食物，但应注意搭配合理，如每天吃肉可以不喝奶，也可以每天吃 2～3 个

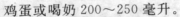

鸡蛋或喝奶 200～250 毫升。

怀孕期间为满足胎儿、胎盘、子宫、乳房的发育及母亲本身血流变化的需要，蛋白质的摄取也是十分重要的。但有些孕妇在均衡膳食的基础上，还盲目补充蛋白粉。过多的蛋白质摄取后，容易转换成脂肪从而造成肥胖；另外，蛋白质的过度分解和排出也加重了肾脏的负担。

误区 孕妇不需要摄入脂肪

脂类主要是供给能量。每日需要量约 50 克，过多脂类会引起消化不良和体重增加过快。

有的孕妇担心分娩后体形变样，因此拒绝进食脂肪。然而，从母亲开始怀上宝宝一直到宝宝最后的出生，宝宝发育生长所需的营养完全依靠母亲提供。因此，孕妇在怀孕后需要及时调整自己的饮食结构，以便让肚里的宝宝有充足的营养供给，同时也使孕妇自己积蓄充足的体力去迎接分娩。

对于孕妇说来，其所摄入的所有营养都关系到胎儿的正常发育和健康成长，同时也关系到自身的产后恢复。因此，妊娠饮食结构中少不了脂肪的参与，但所食用的脂肪应为有利于健康的脂肪，如豆油、花生油、菜子油、橄榄油、果仁里榨出的油及鱼油。适量增加这类脂肪的摄入，有助于胎儿视力及大脑的发育。

在怀孕阶段尤其不应该拒绝脂肪，因为脂肪对胎儿神经系统，以及细胞膜的形成是必不可少的。脂肪被分为两类：不饱和脂肪酸和饱和脂肪酸。在孕期，这两种脂肪都应该吃吗？答案很明确：是的，因为胎儿需要各种类型的脂肪。如果在孕期的某个阶段，胎儿缺乏本应该得到的某种脂肪，在以后的时间

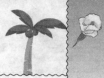

里是无法弥补的。因此,孕妇不能只吃素! 当然,还有一点需要提醒:不要忽视了暗藏的脂肪,如果在烹饪的菜肴中已经含有了脂肪,那就没必要再加更多的脂肪进去。

误区 妊娠期吃糖就容易患糖尿病

有的孕妇担心患上妊娠期高血压、糖尿病,从怀孕开始就拒绝吃糖、巧克力。其实,这是出于对妊娠期糖尿病发病原理的误解。

正常人摄入的糖类在体内会转化为葡萄糖,如果有剩余,则会通过胰岛素的作用,转化为糖原储存在肝脏或变为脂肪。而在妊娠期间,胎盘可以分泌物质对胰岛素进行抵抗,以保护胎儿获得充足的糖供应。如果孕妇摄入的糖越多,胰岛素消耗得越多,而遭遇胎盘分泌物质的"抵抗"也就越多,直至不堪负荷,就可能出现糖尿病症状。

正常女性特别是偏瘦的女性根本不需要对糖避之不及,肥胖女性、以前在妊娠期曾患有糖尿病的孕妇,虽然不宜多吃糖,但也不应一点糖都不碰。

但是,孕妇也不要过量食用高糖食物。怀孕前,夫妻双方尤其是女方,若经常食用高糖食物,常常可能引起糖代谢紊乱,甚至成为潜在的糖尿病患者;怀孕后,由于孕妇体内胎儿的需要,孕妇摄入量增加或继续维持怀孕前的饮食结构,则极易出现妊娠期糖尿病。妊娠期糖尿病不仅危害孕妇本人的健康,更重要的是危及胎儿的健康发育和成长,并极易出现早产、流产或死胎。宝宝出生后,孕妇成为典型的糖尿病患者,而宝宝可能是巨大儿或大脑发育障碍患者,影响宝宝的健康成长。

误区 孕妇补不补铁没关系

正常妇女血红蛋白在 1.8 毫摩/升以下、红细胞比值不足 36％可视为贫血,但妊娠期由于出现生理性血液稀释,因此在判断是否贫血时,其标准与正常妇女有所区别。受孕 20 周以内,由于孕妇体内血浆量还没有增加,血液尚未被稀释,如血红蛋白低于 1.8 毫摩/升可视为贫血,绝大部分为缺铁性贫血。在测试红细胞相关数据后,还应测血清铁,如明显贫血,则应积极进行补铁治疗。妊娠 21 周后孕妇体内血液量可逐渐增加,至后期可增加 1.0～1.5 升,但血浆量与红细胞量并非同步增长。血浆量可超过妊娠前 50％,而红细胞仅增加 25％左右,因此血液固体成分处于被稀释状态。这种生理性稀释使循环血量增加,器官供血充足,氧增加,同时可防止胎盘形成血栓,对孕妇本身与胎儿发育都有良好影响。另外,增加 25％的红细胞需铁 500 毫克,使体内储存铁减少,有利于机体对铁的吸收,为分娩时大量出血后避免缺铁原素做了准备,这是一种自我防御功能的体现。根据上述情况,怀孕以后不能单纯将血红蛋白浓度低于 1.8 毫摩/升视为贫血。盲目服铁剂进行补铁并不恰当,如果注射铁剂更为危险,很可能导致血黏稠度升高、凝血功能亢进而诱发妊娠高血压综合征或胎儿发育迟缓。因此,孕妇补铁必须审慎。

缺铁性贫血是常见的妊娠并发症,患病率常可达 25％以上。主要由于妊娠期机体对铁的需求量增大,而体内储备铁不足造成的(孕妇体内可利用的储备铁不过约 100 毫克)。即使每日从饮食中摄入铁 10 毫克,吸收率仅为 10％左右。孕晚期,机体对铁的吸收率有所增加,但仍不能满足孕妇的生理需要。

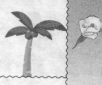

所以,孕妇极易发生缺铁性贫血。孕妇发生重度贫血时,常有心肌缺氧,以致引起贫血性心脏病。同时,贫血也减弱了机体的抵抗力,增加了孕产期的并发症,如产褥感染,伤口开裂等。另一方面,孕妇重度贫血时,胎儿从母体吸收的铁也大幅下降,胎儿生长发育受到影响,导致小样儿、早产和死胎,婴儿出生后还会出现行为能力的下降。

妇女怀孕后,胚胎从一个受精卵逐渐发育成体重 3 000 克左右的胎儿,不仅需要从母体吸收蛋白质等营养物质,而且需要吸收一些含铁的营养物质。随着妊娠月份的增加,血容量也增加,其中血浆量增加 20%～80%,红细胞量增加 10%～20%。一般认为,孕妇红细胞的增加需铁 450 毫克。此外,胎儿、胎盘需铁约 500 毫克,子宫增长需铁约 50 毫克,这样在分娩前就需增加铁约为 1 000 毫克;如将分娩时出血、产褥期恶露及哺乳期铁的消耗量计算在内,总需铁量约为 1 500 毫克。若遇双胎,产时或产后异常出血,则铁的需要量还将大大增加。铁的摄入量不足,是妊娠缺铁性贫血的另一个重要原因。从铁的代谢来看,成年妇女体内含铁约 2 000 毫克。妇女在月经期,每天损失铁约 0.5 毫克;若月经过多,易造成慢性缺铁,妊娠后更易发生贫血,通常每天摄入的食物中含有机铁约 10 毫克,但被吸收的仅 1 毫克左右。孕早期,孕妇出现厌食、恶心、呕吐等现象,使铁及其他营养物摄入量减少;胃酸分泌减少后也将使铁的吸收减少。这就造成妊娠期妇女缺铁性贫血。

研究认为,孕中期以后,血红蛋白浓度为 1.7～2.0 毫摩/升,平均红细胞容积 80～100 立方微米,属于正常状态;血红蛋白在 1.4～1.7 毫摩/升,平均红细胞容积在 80～100 立方微米,属于生理性稀释的结果,当然也可能处于缺铁状态,此时可通过增加对含铁多的食物摄入量来补铁,要限制用药补。如血红蛋白低于 1.7 毫摩/升,平均红细胞容积不足 80 立方微米,属缺铁性贫血,可用铁剂治疗,但原则上应口服。不能口服的患者,应在医师指导下慎重注射。孕妇即使缺铁,也并非补铁愈多愈好,要避免过剩。经 2 周治疗,再测上述指标,根据变化调整药量。如血红蛋白不足 1.3 毫摩/升,和/或平均红细胞容积超过 101 立方微米时,可能为其他类型贫血,要去医院检查。值得一提的是,如血红蛋白在孕中期后仍超过 2.0 毫摩/升,则系血液稀释障碍,很可能为异常妊娠,必须去医院详细检查。

误区 孕妇补铁越多越好

有研究显示,补铁过多不仅容易导致铁剂过负荷,还会引发分娩并发症、早产和生低体重儿等问题。无贫血的孕妇最好能将先前每日补铁的习惯改为每周补铁 1 次;而那些红细胞水平较低的贫血孕妇则应该补充铁剂。研究发现,有 27％妊娠期过度补铁的孕妇到妊娠中期出现了血红蛋白过高,这些孕妇生早产儿或低体重儿的风险则增加了 4 倍左右。妊娠期补铁还是非常必需和有益的,但补充的剂量应该根据个体是否贫血而作调整。

误区 孕妇吃鸡蛋、喝牛奶和茶就可以补铁

世界卫生组织的调查表明,大约有 50％的女童、20％的成年女性、40％的孕妇会发生缺铁性贫血,而在补铁时又存在认识上的误解。

误区之一:肉食损害健康。部分孕妇受媒体广告的误导,只注重植物性食物的保健功效,导致富含铁元素的动物性食物

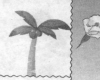

摄入过少。实际上,动物性食物不仅含铁丰富,其吸收率也高。而植物性食物中的铁元素受食物中所含的植酸盐、草酸盐等的干扰,吸收率很低。因此,忌肉容易引起缺铁性贫血。

误区之二:吃鸡蛋,喝牛奶营养足够。牛奶的铁含量很低,且吸收率只有 10%。鸡蛋中的某些蛋白质还会影响铁的吸收。因此,牛奶、鸡蛋虽然营养丰富,但要依赖它们来补充铁则不足取。

误区之三:蔬菜、水果无益补铁。许多人不知道多吃蔬菜、水果对补铁是有好处的。这是因为蔬菜、水果中富含维生素C、柠檬酸及苹果酸,这类有机酸可与铁形成络合物,从而增加铁在肠道内的溶解度,有利于铁的吸收。

误区之四:嗜茶。对孕妇说来,过量饮茶有可能导致缺铁性贫血。这是因为茶叶中的鞣酸和咖啡中的多酚类物质可以与铁形成难以溶解的盐类,抑制铁的吸收。因此,孕妇不宜饮浓茶。

当然,除了营养因素以外,缺铁性贫血还可能由疾病引起。所以,发生了贫血要及时到医院就诊,以明确诊断,正确治疗。

误区 孕妇可以随意补血

由于怀孕,母体自身的血液需要增加,而且胎儿还要夺去部分铁,所以很容易引起贫血。即使母体中并没有胎儿所需的足够的铁,胎儿也会从母体摄取所需要的铁。这样一来,母亲的贫血就会更加严重,而通过母体贫血造成的连锁反应,有30%～40%的婴幼儿也患有贫血;那么,补血是不是就是补铁呢? 当然不是。

正常人补铁过度将会造成铁的沉着,血黏度增高,可引起

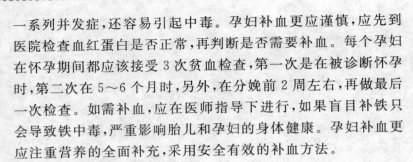

一系列并发症,还容易引起中毒。孕妇补血更应谨慎,应先到医院检查血红蛋白是否正常,再判断是否需要补血。每个孕妇在怀孕期间都应该接受 3 次贫血检查,第一次是在被诊断怀孕时,第二次在 5～6 个月时,另外,在分娩前 2 周左右,再做最后一次检查。如需补血,应在医师指导下进行,如果盲目补铁只会导致铁中毒,严重影响胎儿和孕妇的身体健康。孕妇补血更应注重营养的全面补充,采用安全有效的补血方法。

防治孕期贫血的对策:

(1)多吃富铁食物:从孕前及刚开始怀孕时,就要开始注意多吃瘦肉、家禽、动物肝及血(鸭血、猪血)等富铁食物。豆制品含铁量也较多,肠道的吸收率也较高,要注意摄取。主食多吃面食,面食较大米含铁多,肠道吸收也比大米好。

(2)多吃有助于铁吸收的食物:水果和蔬菜不仅能够补铁,所含的维生素 C 还可以促进铁在肠道的吸收。因此,在吃富铁食物的同时,最好一同多吃一些水果和蔬菜,也有很好的补铁作用。

(3)做菜多用铁炊具烹调:做菜时尽量使用铁锅、铁铲,这些传统的炊具在烹制食物时会产生一些小碎铁屑溶解于食物中,形成可溶性铁盐,容易让肠道吸收铁。

(4)多吃富含叶酸食物:从孕前 3 个月开始服用叶酸增补剂,直到怀孕后 3 个月为止。饮食上注意进食富含叶酸食物,如动物的肝肾、绿叶蔬菜及鱼、蛋、谷、豆制品、坚果等。并且,在做菜时注意不要温度过高,也不宜烹调时间太久。

(5)按时做产前体检:至少要在妊娠的中期和后期检查 2 次血红蛋白,多次反复检验血能够及早发现贫血,以采取相应措施纠正贫血。

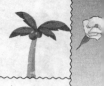

误区 孕妇补不补锌没关系

有一位孕妇含辛茹苦地怀胎 10 个月,尽管她在各方面均十分注意,但仍生了个不聪明的孩子,查其原因,竟是由于孕妇妊娠期间缺锌所致。过去认为缺锌症少见。但近年来的观察证明,缺锌可能和缺铁、缺维生素一样常见。1961 年,伊朗首先发现缺锌病例;1963 年,埃及报告了因缺锌而致的矮小病。在某些不发达国家,主食品种单调,而且多以谷类为主食,由于谷类中含有较多的植酸盐和粗纤维不利于锌的吸收,所以常有缺锌症发生。发育中的儿童缺锌时,临床表现很明显,特征是发育停滞、食欲减退,男性有性功能不全,以及味觉和嗅觉的缺失;女性在青春期无月经,妊娠易怀畸胎,受哺婴儿生长停滞。国外研究人员发现,在妊娠和哺乳时期,如果给实验母鼠饲食轻度缺锌食物,可使子代的记忆和学习能力下降,而这种长期或短期的记忆损害,是因为损伤了大脑的海马区。在小鼠和人类,正常的海马组织含有高浓度的锌,这种物质是构成核酸和蛋白质所必需的。它的缺乏势必降低核酸和蛋白质的合成,使细胞染色体分布异常,进而影响胎儿的正常发育,特别在脑部发育的关键时刻,缺锌的影响更为显著。实验还证明,一旦小鼠和小孩的大脑发育完全了,用营养方式很难导致其损害。但是,在人脑发育的关键时刻缺锌,则可能导致不可逆的损害,所以锌对孕妇和乳母是很重要的。诊断缺锌主要靠综合性特征,如持续血清锌、尿锌的含量降低,嗅觉、味觉减退,生长发育停滞等。检查尚无可靠的、单一的生化指标。实际上,许多慢性病都应考虑有无缺锌的问题。

从 1939 年发现锌是碳酸酐酶的必要成分后,又发现许多

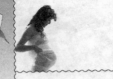

含锌金属酶和被锌激活的酶。到 1976 年,经过鉴定的锌金属酶已超过 70 种。那么,人体中的锌来自何方呢? 动物性食物是锌的可靠来源,如猪、牛、羊肉中每克含锌 20～60 微克。豆类和小麦每克含锌 15～50 微克。但谷类经碾磨后锌量明显下降。叶菜和水果中含锌很少,一般每克含锌量少于 2 微克。植物性食物中锌的利用率都比动物性食品低。寄生虫病造成的慢性失血、食土癖、流汗过多,都可造成锌的损失,引起缺锌症。慢性吸收不良、手术或烧伤以后,肝硬化、酒精中毒,以及肾衰竭的慢性透析,都是引起锌缺乏的条件因素。因此,孕妇为了生个健康聪明的孩子,不但要注意合理饮食,保证人体对锌的需要,而且还要对一些慢性胃肠病、寄生虫病等加以根治。

误区 孕妇补不补铜没关系

胎膜由羊膜和绒毛膜组成,羊膜中有胶原纤维和弹性物质,它们决定了羊膜的弹性、脆性和厚薄。近年来,随着对微量元素的重视和检测方法的改进,发现胎膜早破产妇的血清铜值均低于正常破膜的产妇。这说明胎膜早破可能与血清铜减少有关。铜在胶原纤维的胶原和弹性蛋白的成熟过程中起关键作用,而胶原和弹性蛋白又为胎膜提供了特殊的弹性与可塑性。如果铜元素低就极易导致胎膜变薄,脆性增加,弹性和韧性降低,从而发生胎膜早破。胎膜早破对胎儿的影响很大,首先可引起早产,其次胎膜早破可直接导致胎儿子宫内缺氧。这是因为胎膜破裂羊水流尽后子宫壁会直接接触胎儿,易引起胎儿缺氧。如果胎膜破裂时间较长,胎膜绒毛发生炎症,也极易导致胎儿窘迫。胎膜早破还可增加新生儿感染的机会,破膜时间越长胎儿感染的机会越多,出生后最常见的感染为肺炎。最后,胎膜早破可导致体重低,这可能与营养不良、代谢缺陷导致铜不足有关。由此可见,铜对孕妇说来是至关重要的。

人体内的铜通常以摄入为主。含铜量高的食物有动物肝脏、豆类、海产类、贝壳类水产品、蔬菜、水果等。若孕妇不偏食,多吃上述食物是不会发生缺铜的,也就可以减少发生胎膜早破的可能。

误区 孕妇补不补碘没关系

由于地球环境天然缺碘,人们无法通过食物、饮水、空气等摄入足量的碘。碘是一种人体必需的微量元素,它参与甲状腺素的合成;没有碘,甲状腺素分子就不能产生,而甲状腺素能增强机体物质代谢,是机体生长发育必不可少的。碘缺乏是孕产异常的危险因素之一,孕妇如果缺碘,就会造成胎儿甲状腺发育不全,导致甲状腺功能低下,引起甲状腺肿、死胎、流产、先天畸形、聋哑等,还会严重影响智力发育。实际上,在我国几百万智力低下者中,由于缺碘引起的所占比例相当大。碘盐能帮助普通人每天都能摄入均衡的碘。

碘缺乏是导致育龄妇女孕产异常的危险因素之一。河北医科大学于 1993 年对新疆拜城县多年来未补碘的察尔齐乡和曾间断补碘的察里木乡育龄妇女生育史、后代情况及甲状腺肿大概率的调查,并尽量排除可能影响调查结果的干扰因素。结果发现,当地居民普遍存在营养不良、膳食结构不合理、食物品种单调现象。他们认为,这一方面可加重碘缺乏的危害,另一方面营养不良引起母体某些营养素的缺乏,影响生殖系统功能或造成胎儿先天发育不良,也是导致自然流产率和新生儿夭折率增高的又一因素。据此,他们提出对碘缺乏病病区育龄妇女

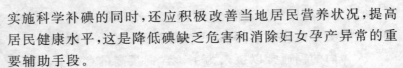

实施科学补碘的同时,还应积极改善当地居民营养状况,提高居民健康水平,这是降低碘缺乏危害和消除妇女孕产异常的重要辅助手段。

日常生活所需的碘主要来源于水和食物。在一些内陆山区,由于地质的原因,土壤和水中含碘量很低,因而植物和食物中含碘量也低,不能满足人体的需要。我国政府已采取了措施,推行在食盐中加碘的方法来增加人体碘的摄入。孕妇,尤其是缺碘地区的孕妇,就更应注意补充碘了。烹饪时应用加碘盐,但炒菜时不应先将盐放到油锅里炸,这样会将碘元素破坏从而失效。加碘盐的储存应防潮防晒,不要放在日光下、灶台边和水缸旁。此外,孕妇还可吃一些含碘多的海带、紫菜等海产品。已经发生了单纯性甲状腺肿的孕妇应及早就医,口服碘剂,以防胎儿甲状腺发育不全。

据联合国儿童基金会报告,世界上约有20%的人口的健康受到缺碘的威胁,约有2 000万人因此而发生弱智问题。为解决这一问题,在食盐中加碘不失为一种有效而安全的方法。此外,可多吃一些富碘食物,如海带、海蜇、海虾、牡蛎、黄花鱼、海藻、虾皮、发菜、紫菜及豆制品等。

加碘盐是在食盐中添加了一定剂量的碘化钾或碘酸钾而制成的,一般是在10万份普通食盐中均匀地渗入一份碘化钾制成。我国是碘缺乏病较严重的国家,病区波及全国29个省、自治区、直辖市,病区人口约有4.25亿,占世界病区人口的40%。我国对碘缺乏病非常重视,从1954年起就开始对缺碘地区坚持长期供应加碘盐。1992年,全国碘盐覆盖率已达83%,有19个省、自治区、直辖市已达到国家对该病的控制标准,使碘缺乏病的患病率逐年降低。为了提高民族素质,实现2000年在我国消除碘缺乏病的目标,在食盐中加碘已成为我国防治碘缺乏病的主要措施，我国已在 1995 年底实现全民食盐加碘。加碘盐中的碘化钾性质活泼，极不稳定，很容易氧化为碘分子，借升华作用而散失，故在碘盐的加工、储存、运输、分装，以及家庭购买、保管、食用中应注意尽量减少碘的散失，保证凡食碘盐者每日碘摄入量达 100～200 微克。

已有研究证明，人类的脑发育存在两个突发期，也是对碘缺乏的两个重要易伤期。第一个易伤期是在妊娠的第 12～18 周，第二个易伤期是从孕中期开始直到出生后 2 年之内，尤其出生后的头半年更为重要。由此可见，胎儿期及婴儿期的碘营养对于正常的脑发育是不可缺少的。孕妇随着妊娠时间的延长和胎儿的生长发育对碘的需求量逐渐增加，她们的碘摄入量要同时满足胎儿和孕妇本身的双重需要。另外，孕妇的碘代谢不同于非妊娠妇女。近年的研究发现，正常妇女妊娠后，其肾脏对碘的清除率增高，即孕妇的肾脏能够排出较多的碘而发生内源性碘丢失，所以容易发生妊娠期碘营养不良。鉴于上述情况，世界卫生组织（WHO）等国际组织建议孕妇每日碘摄入量应不低于 200 微克。

哺乳妇女的碘营养对于婴幼儿出生后脑发育也是十分重要的，这里特别要提醒那些非母乳喂养的婴幼儿应注意此期间的碘供应。乳腺具有浓集碘的能力，以保证婴幼儿的碘营养，这体现了母亲对婴儿的先天性保护功能，也是我们积极提倡母乳喂养的根据之一。如果哺乳期妇女碘营养不足，初期由于乳腺能够浓集碘而优先保证了婴儿的碘供应，母亲本身可能处于碘缺乏状态，但随着缺碘时间延长，乳汁中碘含量则会下降，最终造成幼儿与其他人群不同，他们每日对碘的摄入量应大于排出量，才能满足婴幼儿甲状腺储备碘逐渐增加的需求。

因此，孕妇、哺乳妇女及婴幼儿应是我国目前碘缺乏病防治、监测的重点人群,积极提倡孕妇和哺乳妇女要保证食用合格碘盐,并应适当食用一些富含碘的天然食品,如海带、海鱼等。

一般认为,摄碘过多会使人体内碘的有机化过程减慢,使甲状腺素生成减少,致使脑下垂体分泌促甲状腺素量增多,引起甲状腺肿大。加碘盐中所添加的碘极微量,据世界卫生组织的报告表明,适量添加碘剂不会对人造成损害。一般说来,成人每日需碘量 100～150 微克,青少年每日需碘量 160～200 微克,儿童每日需碘量 50～80 微克,婴幼儿每日需碘量 20～30 微克,孕妇每日需碘量 200～250 微克。如果每日摄碘量过多,如成年人每天摄碘量超过 1 000 微克,也会对人体健康造成危害,可导致高碘性甲状腺肿大、甲状腺功能亢进等病症。此外,对于甲状腺功能亢进、碘过敏体质者应避免补碘。

误区 孕妇补不补钙没关系

怀孕时,孕妇对钙的需求量增多,对钙的认识也有待于进一步了解。钙为人体骨骼、牙齿的重要组成成分,参与神经、骨骼、肌肉代谢,并维持正常神经肌肉的兴奋性。一般人都知道,钙有助于胎儿的骨骼发育,同时也能防止孕妇体内的骨质发生流失。但是很少人知道,钙还能够帮助孕妇避免引起妊娠高血压。此外,钙对保持孕妇神经和肌肉系统的正常工作也有很重要的作用。

钙似乎是女性一生中所需的最重要的无机盐之一。胎儿骨组织与牙齿的形成、成长与发育依靠的重要物质是钙;当从婴幼儿成长为青年时,我们依靠的还是钙;当步入晚年而确保身体强健时,我们依靠的仍然是钙。钙对女人的价值不言而喻,尤其是准备生育的女性、孕妇、产后的妈妈,为了自己、孩子与家庭的幸福,有责任做好补充钙的准备,并根据机体的需要及时补充钙剂。

富含钙的食物有海带、黄豆、腐竹、奶制品、黑木耳、鱼虾类等。尽管这些食物含有丰富的钙,但人体对钙很难吸收。因此,计划怀孕的夫妇或已经怀孕的孕妇,必须额外补充一定量的钙剂,如碳酸钙、葡萄糖酸钙等。

正常女性在非妊娠期平均每天需要钙约 800 毫克,而在妊娠期间每天必须摄入 1 000～1 500 毫克的钙。

怀孕前,若女性体内钙摄入不足,不仅影响个人的身体状况,而且直接影响怀孕后孕妇的身体与胎儿的发育。由于怀孕前的钙补充不足而导致怀孕后孕妇体内的钙缺乏,或怀孕后孕妇钙摄入不足,在妊娠期,孕妇体内的钙质就会转移到胎儿身上,既不能满足胎儿生长发育的需要,也影响胎儿乳牙、恒牙的钙化和骨骼的发育,出生后使孩子早早地出现佝偻症;也会导致孕妇出现小腿抽筋,疲乏倦怠,产后出现骨软化和牙齿疏松或牙齿脱落等现象。

误区 孕妇补钙的偏见

误区之一:全民缺钙。由于过多地宣传全民缺钙,人们补钙跟着宣传走。而实际上,目前我国居民每日摄钙量为 400 毫克,营养学会公布的每日钙摄入推荐量为 800 毫克,摄钙水平确实相对较低。但另一方面,我国居民摄钙量地区差异很大,并非人人缺钙。营养学家认为,孕妇补钙过量,胎儿可能得高钙血症。出生后患儿会因囟门太早关闭,影响骨骼发育,不利于小儿健美。

误区之二：在商场、药店通过仪器的简单测试就能确定是否缺钙。事实上，这些场所摆放的"单光子骨密度测试仪"只能测人体手臂的尺骨和桡骨，而人体钙流失的主要危害是造成腰椎和髋骨的缺钙，因此这种测试并不准确。

误区之三：必须通过吃钙保健品才能迅速补钙。一般说来，应该注重从日常饮食中摄取钙，平时应该吃一些含钙丰富的食物，如牛奶、大豆制品、芝麻、虾皮、蟹蛋类、海产品等。是否需要直接补钙，要遵循医嘱。

误区之四：补钙产品卖得越贵，含钙量越高，吸收率就越高，效果也越好。有的补钙品宣称"沉积好、吸收快"，有的宣称"颗粒小"，甚至推出了"原子钙"、"纳米钙"，让人们觉得钙越细小越易吸收。其实，补钙产品不一定贵的就是好的，关键是要适合自己。

误区之五：补钙首选含维生素 D 的产品。孕妇要慎服大量添加维生素 D 的补钙剂，服用过量会产生蓄积中毒现象。

误区　补钙就要喝骨头汤

怀孕时"一人食、两人用"，孕妇的营养才能予以保证，尤其是钙的摄入量。由于胎儿的骨骼和牙齿占了整个身体结构中相当大的部分（牙齿在怀孕第八周开始形成，而骨骼也在 12 周时开始钙化），因此孕期需要额外的钙和磷以供应母亲和胎儿的需要。牛奶是最好的来源，卷心菜、动物内脏、虾皮、蛋黄皆富含钙、磷，倘若摄取不足，孕妇会有手足痉挛情形，胎儿则会骨骼、乳齿发育不良。

按照营养学的标准，喝骨头汤补钙的效果并不理想。原因是，骨头中的钙不容易溶解在汤中，也不容易被胃肠吸收。相

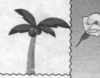

对而言,具有活性成分的钙片、钙剂更容易为人体吸收,如葡萄糖酸钙、碳酸钙等。其实,人体每天必须吸收的钙量是1 500毫克,如果膳食平衡的话,大多可以通过食物摄取。而喝过多的骨头汤,也可能因油腻等,引起孕妇不适。

为了获得充足的钙补充,孕妇在怀孕期间及分娩后,每天都需要喝至少3杯牛奶或强化豆奶;同时食用牛奶和全麦食品能产生很好的效果。此外,不要忘记在早上的晚些时候喝一杯苹果酸奶,晚上睡觉前则可以来一杯热巧克力奶,以增加钙的补充。

误区　用维生素丸可以代替蔬菜和水果

细胞代谢长年需要的要素之一就是维生素。这种物质人体无法自行制造,完全依赖食物供给,多存在于蔬菜水果之中,倘若母亲摄取不足或缺乏某一种维生素,即会影响到胎儿细胞的构造和生长发育。不同的维生素都有其不同的功能和特性:

(1)维生素A:促进细胞的生长和繁殖,维持皮肤和黏膜的弹性。深色蔬菜、奶油、蛋黄、鱼肝油中富含这类营养。维生素A不够,母亲本身会夜盲、干眼、角膜软化、皮肤角质化,而胎儿会有视力异常的可能。

(2)维生素D:是钙和磷代谢所必需,要使胎儿骨骼和牙齿的根基好,孕妇的饮食中必须含有此种成分。它多半来自牛奶、肝脏,皮肤经阳光照射亦会产生维生素D。

(3)维生素K:如果怀孕期间发生出血并发症,维生素K有助于保护母亲和胎儿。它存在于深色蔬菜、大豆中,甚至人体肠道细菌作用亦可形成,如果孕妇缺乏此类营养会造成新生儿出血。

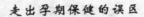

走出孕期保健的误区

（4）维生素 E：它和良好营养间的关系仍未确定。不过，麦芽、坚果、蛋、豆荚皆富含此种营养。

（5）维生素 C：又称抗坏血酸，柑橘、番茄、卷心菜、深色蔬菜富含此种营养，它可以促进身体骨骼和结缔组织的形成。

（6）B 族维生素：包括维生素 B_1、维生素 B_2、维生素 B_6、维生素 B_{12} 及烟酸，这些物质有助于神经的发育，提高视力及皮肤的健康，促进糖类转化成能量等，因此是十分重要的。它的食物来源包括豆类、坚果类、肉、水果、牛奶、蛋、动物肝、鱼等，缺乏时则可能造成胎儿先天性脚气病、脑神经管缺损、神经系统发育异常，母亲方面则有脚气病、神经炎、癫皮病、肝脏损害和黄疸等危险。

（7）叶酸：虽然叶酸亦属于 B 族维生素，但因其在胎儿造血和神经系统发育上有着极其重要的作用，使我们必须提出讨论。母亲叶酸过低可能造成胎盘早期剥离、孕期高血压，在胎儿方面则有先天性畸形的危险，深色蔬菜、胡萝卜、动物肝、蛋黄、南瓜、豆类富含此类营养，若孕妇自觉摄取不足应请教医师，在怀孕早期即需补充。

误区 孕妇补充维生素 B_6 越多越好

维生素和其他营养物质一样，过量也会对人体有害，甚至发生中毒。尤其是不少妇女在妊娠时，总认为各种维生素的需要量一定数倍于平时，于是就盲目大量补充。殊不知，这不仅无益于自己，也害了腹中的宝宝。事实上，孕妇维生素 B_6 的每日需要量仅比非孕时增加 0.6 毫克（正常人维生素 B_6 的每日需要量为 2 毫克），而日常饮食，如肉、鱼、蛋黄、豆类、卷心菜、谷物种子的外皮等完全可以满足孕妇对维生素 B_6 的需要量。

就是在妊娠早期,即怀孕 1～3 个月时,孕妇也完全不需要再服用维生素 B_6。

维生素 B_6 可作某些酶的辅酶,参与体内许多代谢反应。在临床上,妇产科医师常用大剂量维生素 B_6 治疗妊娠呕吐。然而,过量服用维生素 B_6 或服用时间过长,也会造成严重后果,这种后果主要表现在胎儿身上。由于长期过多服用维生素 B_6,致使胎儿对它产生了依赖性,医学上称之为维生素 B_6 依赖症。出现这种依赖维生素 B_6 的原因,主要是由于维生素 B_6 与氨基酸的吸收、蛋白质的合成,以及神经、脂肪的代谢有密切关系,是细胞生长发育所必需的物质。但因其在食物中广泛存在,生理需要量很少,故缺乏症在成人中很少发生。而小儿一日有 1～2 毫克即够,若母体过多使用维生素 B_6,胎儿就容易产生对维生素的依赖。表现在小儿出生后,维生素 B_6 的来源不像在母体里那样充分,结果会出现一系列异常表现。常见的异常表现有容易兴奋、哭闹不安,容易受惊,眼球震颤,反复惊厥,有的小儿在出生后几小时或几天内就出现惊厥。这种现象的发生,是由于小儿离开母体后缺乏维生素 B_6,而导致中枢神经系统的抑制性物质含量降低的缘故。有这种毛病的小儿,在 1～6 个月龄时还会出现体重不增。如果诊治不及时,将会留有智力低下的后遗症。

维生素 B_6 可在肠道中由细菌合成,但不能满足需要。它在食物中分布较广,肉、谷类、坚果、水果和蔬菜中都含有。植物中以吡哆醇为主,动物体中为磷酸吡哆醛和磷酸吡哆胺为主。肉为维生素 B_6 较丰富的来源,奶中维生素 B_6 的含量反映母体维生素 B_6 的营养水平,母亲每日摄取量 2.5 毫克时,可使奶中维生素 B_6 的量为 0.2 毫克。在全麦中维生素 B_6 85% 的含量在研磨加工中损失,若将维生素 B_6 强化到白面包中,其生物效用要比全麦粉高一些。膨化谷物中维生素 B_6 生物效用较低,烹调过程中也有损失,在热加工及储存过程中,它的生物效用减低,可能只有 40%～50% 的生物活性。

维生素 B_6 多含在鱼类当中,鲑鱼、沙丁鱼、鱿鱼、青花鱼、比目鱼等含量丰富;坚果类(核桃、榛子等)、豆类(黄豆、扁豆等)、糙米、谷物种子外皮、胡萝卜、大头菜、酵母、肉类及动物肝脏中维生素 B_6 含量也较多。

动、植物性食物中一般都含有维生素 B_6,但按重量计,动物性的食物相对含量高些。食物中以麦胚、肉类、蛋类、鱼类、动物肝及肾脏、黄豆、花生、谷类等含维生素 B_6 最多,牛奶和绿叶蔬菜中含量较少。另外,维生素 B_6 对热不稳定,因此在烹饪后,其含量马上就会减少。每 100 克食物中,牛肝含 820 微克,鸡肝 720 微克,猪肝 620 微克,肉类多在 300～400 微克。鱼类含维生素 B_6 也很丰富,如每 100 克金枪鱼含 920 微克,沙丁鱼含 670 微克。牛奶和鸡蛋含量分别为每 100 克 40 微克和 100 微克。禾谷类食物含维生素 B_6 也较为丰富,每 100 克含量在 400～600 微克。但维生素 B_6 和其他 B 族维生素一样,主要分布在种子的表皮和胚中,如果加工不当,加工过细,则损失很大,如每 100 克糙米含 620 微克,而精米只含 110 微克。豆类和鲜菜也是维生素 B_6 的良好来源,如每 100 克黄豆含 820 微克,蒜头含 960 微克,胡萝卜含 250 微克。酵母、米糠和麦芽是天然维生素 B_6 的补充来源,含量甚丰,达 1 300～3 000 微克。人体肠道内的细菌能合成维生素 B_6,但数量和被人体利用的程度尚未确定。

误区 孕妇补充维生素 A 越多越好

有的妇女在妊娠时,总以为维生素 A 的需要量要增加,于

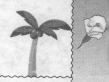

是就盲目补充。殊不知,虽然胎儿早期发育离不开维生素A,但维生素A过多也不利于胎儿健康,可引起先天性畸形。因此,育龄妇女尤其是孕妇不宜摄入过多的维生素A。

维生素A有几种生理功能,对视力、上皮组织及骨的发育和胎儿的发育都是需要的。饮食可以保证维生素A的所需量,通常是不需要额外补充的。动物研究显示,维生素A缺乏有致畸作用,维生素A过多也与致畸有关。据报道,孕妇服用大量维生素A后,新生儿可有肾脏和中枢神经系统畸形。最常见的畸形有唇裂、腭裂、脑积水、颅骨缝早闭及心脏缺陷。

动物肝脏含有丰富的维生素A,孕妇食用过多动物肝脏对胎儿的危害不容忽视。维生素A可以长期储存在人体里,不是现吃现用,所以有人认为妊娠前6个月就要避免过多摄入含维生素A的动物肝脏。

每天膳食中维生素A供给量成年妇女为2 200国际单位。除动物肝脏含有大量维生素A外,其他含维生素A的食品尚有牛奶及乳制品、蛋类、猪肉、鸡肉和鱼肉等,孕妇进食时最好查查书或问问医师,知道其维生素A含量,做到对维生素A摄入量有一个基本了解,慎防过量。

多进食含β胡萝卜素丰富的食物不失为一种安全补充维生素A的好办法,β胡萝卜素在人体内吸收率平均为摄入量的1/3,吸收后的β胡萝卜素在体内转变为维生素A,转换率为吸收量的1/2,其转换率随膳食中β胡萝卜素水平的升高而降低。因此,即使大量摄入β胡萝卜素也不会引起维生素A过多而危及胎儿,是相对安全的。瓜果、蔬菜尤其是有色蔬菜、南瓜、红心甜薯、胡萝卜、柑橘、杏子、柿子等含β胡萝卜素丰富,可选用。

误区 孕妇补充维生素 D 越多越好

人体之所以能坐起、直立、支撑成形,全靠骨骼。构成骨质的主要原料是磷和钙,这些无机盐的比例如果合适,骨质就坚硬适度和有力。但充分的磷和钙的吸收、使用,要依靠维生素 D,促进钙化过程。

远在 19 世纪,一位医师就认识到,充分的阳光照射可以预防和医治佝偻病。第一次世界大战时,医师发现紫外线照射对软骨病有好处。20 世纪 20 年代,有两位医师分别证实人经阳光的紫外线照射,皮下脂肪能产生维生素 D。

维生素 D 经过人体代谢,变成控制钙化的激素,它调节小肠吸收磷和钙的比例,促进肾脏对磷盐的清除,控制钙化过程。

晒太阳是无偿获得维生素 D 的好方法,服用富含脂肪的奶、蛋类和鱼肝油是在阳光条件不足时的摄取途径。因为它是脂溶性的,一般每日有 400 国际单位的供应便可,妊娠期和哺乳期亦非必须增加,除非工作是在缺少日晒的场所,或者孕妇有遗传性的维生素 D 缺乏症。妊娠时胃肠对钙的吸收增多,而且若在膳食中增加了牛奶,其含量已足够补充所需。多余的维生素 D 暂时存于组织脂肪内,婴儿出生后,尚可以动用,对出生后钙的继续沉着还有一定作用。

维生素 D、磷、钙代谢不能正常进行时,胎儿、婴儿的骨质结构、生长速度将受影响,骨骼大而脆、牙质不良,出生后不易补救。

但和维生素 A 一样,过多的维生素 D 存于体内,将不断刺激组织钙化,如肺脏、肾脏等,从而造成心肺的发育不正常,也会影响智力的发展。

误区 孕妇强化营养的偏见

孕妇在长达近1年的强化营养的过程中,或多或少会走入一些营养误区,了解这些误区将使您得到事半功倍的益处。

误区之一,价钱越高者营养越好。营养品的价格取决于生产成本,包括原材料的价格、包装、销售、广告费等,有些原料的来源较少,如西洋参等使价格上涨。因此,在选择营养品时应考虑自己是否需要。鲜牛奶的功效未必就比昂贵的钙剂补钙效果差。

误区之二,以零食、保健品代饭,为了加强营养每天补充很多营养品,以至于影响了正常进餐。许多孕妇认为,反正已经摄入营养了不吃饭也行,这样做反而对身体不利,因为营养品大都是强化某种营养素或改善某一种功能的产品,单纯使用还不如普通膳食的营养均衡。

误区之三,水果代替蔬菜。水果口感好,食用方便,深得孕妇喜爱,并且其中含有维生素C、无机盐和膳食纤维,因此就多吃水果不再吃菜。这样做可能减少蔬菜中膳食纤维的摄入,并诱发便秘;同时,蔬菜更经济实惠,同肉类一起食用有助于达到平衡膳食,因此水果只是在一定程度上与蔬菜类似,但并不相等,更不能完全替代,在生活中不能放弃。

误区之四,只要是有营养的东西,摄入越多越好。在妊娠期中加强营养固然正确却绝非多多益善。太多的营养摄入会加重身体的负担,并存积过多的脂肪,导致肥胖和冠心病的发生。体重过重还限制了体育锻炼,抗病能力下降,并造成分娩困难。过多的维生素A和维生素D还能引起中毒而出现胎儿畸形。因此,孕妇仍要根据健康饮食的要求安排好一日三餐。

误区 孕妇食用被农药污染的食物无大碍

　　现在农药的使用很普遍,一些化学农药,如有机氯、有机磷、有机汞等,由于使用不当,可造成在农产品上残留,或流入河流,污染河水,造成河中的鱼、河蚌等体内也贮积残留农药。在农产品,特别是水果、蔬菜上残留的农药,孕妇吃后,轻微者可引起慢性危害,包括对母体和胎儿的损害,严重者可致慢性中毒并可致癌、致畸、致突变,且有损伤胎儿大脑的危险。因而,有残留农药的食物在食用前一定要充分冲洗干净,尤其是生吃的食物,吃水果最好削皮。

误区 孕妇食用被真菌和真菌毒素污染的食物无大碍

　　未经彻底干燥的食物存放时,可能有真菌生长繁殖,有些真菌可产生毒素污染食物,常见的有黄曲霉毒素、红曲霉毒素、青霉毒素、镰刀菌素等。黄曲霉毒素是此类真菌毒素中有代表性的污染物,在我国主要发现玉米、花生、花生酱、花生油等易受到污染。这种毒素潜在的危险性极大,它耐热,一般烹调温度下破坏很少。黄曲霉毒素有很强的急性毒性,服用一定剂量后可在 24 小时出现肝细胞坏死、中毒性肝出血致死亡。1974年,印度 200 个村庄暴发黄曲霉毒素中毒性肝炎,397 人发病,死亡 106 人。原因是玉米收割时正值降雨,使玉米发生霉变进食后造成。在菲律宾,经常有人吃自制花生酱,在大量制作时未挑出霉变的花生(花生油的制作也是同时进行的,必须经过严格挑选和去毒素工艺后的花生油才能食用），造成肝癌发生率明显高于其他地区。除急性毒性外，孕妇食用后还能诱发胎儿畸形，主要有露脑、耳或下颌不正常、脐疝、无眼、唇裂等。所以，孕妇对霉变食物要万分小心，对未经检验的自制花生油、花生酱不能食用。

误区 孕妇食用被有毒金属物污染的食物无大碍

　　由于工业的发展，大量工业废气、废水、废渣可以从多种途径危害人体健康，食物污染就是重要方面之一。这些有毒金属包括汞、铜、铅、砷等。它们的排放可直接污染食物，如蔬菜、水果。也可由污染的水源灌溉农田或流入河流引起粮食，以及鱼虾、水草等的污染。这些物质对人体的健康、智力危害极大。例如，铅在铅字印刷、颜料、涂料、染色、橡胶、汽油等方面都有应用，铅中毒可引起头痛、失眠、贫血等。再如汞，常称为水银，其中以有机汞对人体危害较大，它容易从肠道吸收，并且极易向脑和胎儿转移。日本著名的汞污染病——水俣病，就是有机汞（甲基汞）中毒引起的，甲基汞可穿过孕妇的胎盘在胎儿体内蓄积，阻止胎儿脑细胞发育，使胎儿出生后呈脑性麻痹样症状，连生活都不能自理。因此，对于有毒金属污染的食物，孕妇绝对不能食用。其他如铜、锰、铝等，大量接触也会对孕妇和胎儿产生不良影响，也应避免。

误区 孕妇食用被放射性物质污染的食物无大碍

放射性污染的食物,我们以前都很少提到或很少接触过,但随着原子工业的发展,放射性核素废物的排放,可造成环境放射性污染,致使附近各种食物都会有较高浓度的放射性物质。所以,我们应充分了解放射性污染食物对我们所能造成的危害。我们已经知道,怀孕时如果被 X 线照射,可造成胎儿畸形。放射性污染的食物一样可导致染色体的畸变,即使小剂量也会对遗传物质和遗传过程产生意想不到的影响。

误区 孕妇多食用罐头食品好

妇女怀孕以后,在选择饮食方面要特别讲究,特别要考虑到胎儿的健康成长。罐头食品作为营养品已经广为接受,特别对于老、弱、病、残,亲朋好友常常以此作为礼物馈赠,以滋补身体,孕妇也常常接到类似的馈赠。不过,孕妇食用罐头食品一定要倍加小心,千万不可轻率多食,以致造成不良后果。因此,我们建议孕妇忌食罐头食品。

为什么要忌食罐头食品呢?原来罐头食品在制作加工的过程中,出于对食品味道、保鲜等考虑,一般要在其中加入一些人工合成色素、香精、甜味剂、防腐剂等化学物质,一般人食用不会造成很大影响。但是,孕妇食用了含有这些化学物质的食品以后,影响妊娠期身体各系统的生理变化,若该物质作用于胎儿,则会直接影响到胎儿的正常生长发育,甚至会造成流产、早产、死胎和胎儿畸形等。因此,孕妇(特别是孕早期)不宜多食或不吃罐头食品,这里所指的是水果、肉类、蔬菜和其他各类含液罐头食品。

误区 早孕呕吐严重多吃零食

怀孕初期常有胃口不佳和恶心、呕吐等症状,嗜食酸、辣味食物。为压制孕吐,有的孕妇索性餐餐吃话梅、果脯等零食。

殊不知,这样并不能缓解孕吐。孕吐是由于胃酸分泌不足、胃肠功能失调才会出现的。虽然酸辣口味的食物可以刺激胃酸分泌,但如果长期大量食用,终究可能损害肠胃功能。如果孕妇孕吐很厉害,应尽快到医院检查,并进行治疗才能缓解症状。

误区 孕妇什么鱼都能吃

鱼类被公认是健康食品,有些鱼还含有保护心脏的脂肪。孕妇多吃鱼,宝宝就聪明。然而不同种类的鱼体内会集聚不同量的汞,这是一种对人体有害的天然元素。

美国食品和药物管理局提醒孕妇及计划怀孕的妇女,要避免吃鲨鱼、鲭鱼、旗鱼及方头鱼,因为这4种鱼的汞含量可能会影响胎儿大脑的生长发育。

值得注意的是,金枪鱼因为所含的汞少而没被列入孕妇禁食范围。但是,在怀孕期间吃很多罐装的金枪鱼也不合适,有些地区已经限制孕妇每周吃金枪鱼不得超过198克。

误区 孕妇可以多吃熏烤食物

熏烤食物是用木材、煤炭作燃料熏烤而成的，在熏烤过程中，燃料会散发出一种叫苯并芘的有毒物质，污染被熏烤的食物。而苯并芘是多环芳烃化合物的代表，是目前已知的强致癌物质，进入人体后会使细胞核的脱氧核糖核酸的分子结构发生改变，从而导致癌变。

误区 孕妇多吃油条没关系

油条属于高温油炸食品，油温达 190℃，并且油是反复使用的，会造成油脂老化色泽变深，黏度变大，异味增加，油脂中所含的各种营养物质，如必需脂肪酸、各种维生素等成分基本或全部被氧化破坏，不饱和脂肪酸发生聚合，形成二聚体、多聚体等大分子化合物，这些物质不易被机体消化吸收（在常温下豆油的吸收率为 97.5％，花生油为 98.3％）。动物实验证明，用高温加热的油脂饲料喂养大白鼠几个月后，就出现胃损伤和肿瘤。故认为高温油脂有致癌的可能性，人们对此应引起高度的重视。不饱和脂肪酸经反复高温加热后产生的各类聚合物，尤其是二聚体等毒性很强，大量动物实验表明，这些聚合物能影响动物的正常发育，降低生育功能，使肝功能异常、肝大。另外，油条面团中加入的碱和矾又对面粉的营养成分有一定的破坏作用，所以为防止油的老化，在炸制油条时要经常更换新油，最大限度地降低或减少有害物质的产生。因此，油条不要经常作为早点食用，但为调剂口味，偶尔吃一次对身体也无妨。

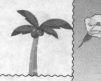

　　孕妇饮食要选配得当,避免进食有刺激及不易消化的食物是非常重要的,而油条属于不易消化的食品,不符合孕妇的饮食要求。经过高温的油脂所含的必需脂肪酸和脂溶性维生素A、维生素 D 和维生素 E 遭到氧化破坏,使油脂的营养价值降低,食用油条难以起到补充多种营养素的作用,还会造成厌食,所以说孕妇不宜吃油条。

　　常吃的油条,在制作时加入白矾,每 500 克加白矾 10～15克,如果孕妇每天吃 2 根油条,等于吃了 2～3 克白矾,若蓄积起来摄入量不少,白矾为含铝化合物,铝可以通过胎盘进入胎儿大脑,使大脑发育障碍,增加痴呆的发生率。在美国长岛地区,曾经流行过一种震颤麻痹神经系统疾病,后经过科学家试验,发现当地土中含铝的成分高得惊人。又有人用含铝高的饲料喂养动物或直接把铝注入猫的脑内,实验结果使这些动物都变成了痴呆。也有科学家解剖了一些因痴呆而死亡的病人,同样发现其大脑中含有高浓度的铝元素,最高者可达到正常人的30 倍以上。由以上试验判断,铝的超量摄入对人的大脑是极不利的。

误区　孕妇可以多吃土豆食品

　　土豆是世界上公认的营养丰富的食物。美国人认为,每餐只吃全脂奶粉和土豆,就可以得到人体所需的全部营养。土豆的蛋白质中含有 18 种人体所需的氨基酸,是一种优质蛋白质。其蛋白质中含有大量的黏体蛋白质,能预防心血管类疾病。土豆中维生素 B_1 的含量也居常食蔬菜之冠。

　　然而,食入发芽、腐烂了的土豆,却可导致人体中毒,这是怎么回事呢?原来,土豆中含有一种叫龙葵素的毒素,而且较集中地分布在发芽、变绿和溃烂的部分。有人测定,每千克土豆嫩芽中龙葵素的含量可高达 5 200 毫克,高出土豆块中 60～65 倍。

龙葵素吸收进入血液后有溶血作用,还可麻痹运动、呼吸中枢,刺激胃黏膜,最终可因呼吸中枢麻痹而死亡。此外,龙葵素的结构与人类的甾体激素,如雄激素、雌激素、孕激素等性激素相类似。孕妇若长期大量食用含生物碱较高的土豆,蓄积体内会产生致畸效应。有人推算,有一定遗传倾向并对生物碱敏感的孕妇,食入 50～250 克的土豆即可能生出畸形儿;而且土豆中的生物碱并不能因常规的水浸、蒸、煮等烹调而减少。有鉴于此,孕妇还是不吃或少吃土豆为好。

有的孕妇喜欢吃市场上出售的薯片,虽然它们接受过高温处理,龙葵素的含量会相应减少,但是它却含有较高的油脂和盐分,多吃除了会引起肥胖,还会诱发妊娠高血压综合征,增加妊娠风险,所以也不能贪吃。

误区　孕妇不能吃苦瓜

孕早期,大多数孕妇会遇到早孕反应,表现出程度不同的恶心、呕吐、厌食、偏食等,影响了孕妇的食欲,有些孕妇甚至一闻到菜味就会恶心、呕吐。所以,孕妇应尽可能选择自己喜欢的食物,以刺激、增进食欲。对于油腻、抑制食欲的食物,大可不必勉强吃下去。此期的食物应清淡些,宜少吃多餐,争取不要减少总的摄入量。当然,呕吐十分剧烈且饮食治疗效果不好,可去医院在医师的指导下适当补液。

有人认为,孕妇不可吃苦瓜,是因为苦瓜中含有可能会导致流产的奎宁。其实苦瓜含奎宁的量非常小,对孕妇不会产生

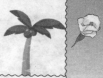

明显的不利影响。相反,苦瓜可以促进孕妇的食欲。

奎宁是从植物中提取有效成分而制成的药品,确实有刺激子宫收缩、引起流产的不良反应。但作为苦瓜中的一种微量元素,它的效应微乎其微,甚至可以忽略不计。孕妇的胃肠蠕动比较慢,所以常常出现恶心等,而苦瓜和芥蓝等苦味蔬菜除了可以清热消暑之外,还可以起到刺激唾液及胃液分泌、促进胃肠蠕动的作用,对于改善孕妇的消化吸收、增进食欲等方面都很有好处。

需要注意的是,苦瓜性凉,脾胃虚寒的孕妇不宜过多食用。

误区 孕妇可以多吃菠菜

菠菜的含铁量并不多,并不是补血的理想食物,菠菜含有大量草酸,草酸可影响人体对钙和锌的吸收,而钙和锌是人体不可缺少的微量元素,孕妇过多食菠菜无疑对胎儿发育不利。

误区 孕妇食用动物肝脏越多越好

不少人认为,为了让胎儿更好地生长发育,孕妇应当加强营养,需要多吃些动物肝脏,以补充足够的维生素 A,以致由于过量食用,产生了维生素 A 中毒的不良后果。

早在 1857 年,北极探险家大量食用熊肝,出现维生素 A 中毒症状,产生头痛、昏眩、视力模糊、恶心、呕吐、嗜睡、腹泻等。有专家认为,孕妇不宜多吃肝脏。因为肝脏中维生素 A 含量极高,可导致胎儿畸形。研究表明,妊娠期妇女要少吃或不吃动物肝脏,以防胎儿畸形。妊娠期妇女如吃过多的动物肝脏,

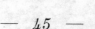

会导致胎儿先天性畸形。妊娠期妇女的维生素 A 需求量,每日为 8 000～10 000 国际单位,相当于 100 克猪肝的含量。过量摄取维生素 A 使胎儿致畸的现象屡有报道。不久前,有人报道两位妊娠妇女在妊娠期间,每日服用维生素 A 2.5 万～5.0 万国际单位,孩子出生后患了生殖器畸形;另据报道,4 例妊娠妇女服用维生素 A 的衍生物 13-顺黄醇酸,出生后的婴儿有脑积水,伴小耳、小眼畸形,还有的婴儿出现先天性心脏病、腭裂、外耳道闭锁等。因此,为了下一代的健康幸福,敬告妊娠期妇女不宜多吃动物肝脏。

误区　孕妇不需要多饮水

孕妇负担着母子两人的代谢任务,新陈代谢旺盛,主要表现为心跳加速、呼吸急促、容易出汗、排泄增加等,机体的物质消耗量大大增加,因此不能忽略饮水。

孕妇的阴道分泌物增多,给细菌繁殖创造了有利环境;女性尿道口距阴道口很近,易被细菌污染,如果饮水量不足会使尿量减少,不能及时冲洗尿道,细菌很容易进入泌尿系,导致泌尿系感染,重者还可损害肾脏。多饮水、多排尿有助于保持泌尿系洁净。部分孕妇会因便秘导致痔疮和脱肛,过度用力地排便还会增加流产和早产的可能,多饮水能及时补充丢失的体液,是治疗便秘、防止脱肛和减少流产、早产的有效方法。

是否需要饮水,单以口渴与否来衡量是不够的。因为人感到口渴时已缺水十分明显,再说人的个体差异很大,对缺水的耐受性不尽相同,如不渴就不饮水,就会一直处于缺水状态中。当然,饮水过量也会增加身体负担,不能从一个极端走向另一个极端。正常成人每昼夜尿量是 1 000～2 000 毫升,孕妇每日

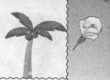

的饮水量和尿量都稍多于一般人,孕妇每日的饮水量应以保证尿量不少于 2 000 毫升为佳,故每日需摄入水分 3 000 毫升左右。

上班族孕妇起床后喝一杯新鲜的白开水。另外,在上班后、下班前,也可喝一杯水。孕早期多喝水可避免脱水,还可以降低血液中能引起孕吐的激素浓度。不过,孕妇的饮水量还要根据自己活动量的大小、体重等多种因素来酌情增减。

夏天,很多孕妇肯定觉得特别热,想喝冰水又不敢,喝饮料又怕有刺激,怎么解暑才好呢?绿豆汤特别能解暑,孕妇可少量喝些,但不适合长期喝,绿豆属阴,对于那些性冷脾弱的人不适合常喝。在煮绿豆的时候,可加些红豆、大枣一起煮,可补气养血。

还有些妇女在怀孕时,特别爱喝果汁,认为多喝果汁可增加营养,不会发胖,生出的宝宝皮肤会细腻白嫩,甚至以果汁代替水。这也不正确。鲜榨果汁中 95% 以上是水分,还含有果糖、葡萄糖、蔗糖和维生素,这些糖类很容易消化吸收,不但会促使体重迅速增加,还不利于健康。所以,孕妇每天饮用果汁量为 300～500 毫升。而市售成品果汁饮料中可能含有防腐剂、色素和香精,这些成分对人体有害无益,所以孕妇应慎重选择,尽量不喝或少喝这些饮料。

误区 孕妇多饮汽水没关系

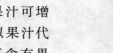

妊娠期间,孕妇应喝足够的饮料,因为孕妇及胎儿都非常需要水,同时也只有饮用足够的水才能避免妊娠期间常见的泌尿道疾病。孕妇饮用液体量可根据季节和气候不同而异,通常每天应饮水 1.2～1.5 升。但孕妇饮用汽水过多可引起人体缺铁,对于孕妇来说,尤其容易引起缺铁性贫血。因为汽水中的磷酸盐较多,进入肠道后能与食物中的铁质发生化学反应,降低人体对铁的吸收利用。通常食物中的铁只有10%可供人体吸收利用,而孕妇自身及胎儿的需铁量较一般人多,饮用汽水反而减少了铁的吸收。此外,汽水中的含钠量较多,孕妇摄入过多的钠会加重水肿。因此,孕妇夏日宜多饮白开水,少饮汽水。

误区 孕妇多饮可乐没关系

有些女性平时爱饮可乐,怀孕后仍然畅饮,这就成误区了。1瓶340毫升的可乐型饮料含咖啡因50～80毫克,一次口服咖啡因剂量达1克以上可导致中枢神经系统兴奋、呼吸加快、心动过速、失眠、眼花、耳鸣等。即使服用1克以下,由于对胃黏膜的刺激,也会使某些人出现恶心呕吐、眩晕心悸、心前区不适等症状。

胎儿对于咖啡因尤为敏感,孕妇应慎用含咖啡因饮料,咖啡因能迅速通过胎盘作用于胎儿。孕妇过量饮用可乐型饮料,母体内的胎儿就会直接受到咖啡因的影响。早在20世纪60年代初期,就有人用小鼠做实验,结果证明给小鼠咖啡因饮料可使仔鼠发生腭裂、趾或脚畸形。咖啡因可诱发受试动物的子代出现露脑、脊柱裂、无下颌、无眼、骨化不全等现象。在怀孕的老鼠身上注射相当于2杯可乐所含的咖啡因量,结果这些小鼠骨骼发育极为迟缓。咖啡因之所以能引起遗传性疾病,是由于咖啡因的化学结构与人遗传基因DNA大分子中的一个酸的原子核非常类似,这样咖啡因就可能与DNA结合,使细胞发生变异。德国科学家还证明咖啡因能破坏人体细胞的染

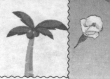

色体。

　　孕妇为了未来宝宝的健康,不妨管住自己的嘴巴。当然家人、朋友聚会,偶尔喝一杯也无大碍,只要不长期喝,不一次喝的量太大,应该不会对胎儿造成影响。

误区　孕妇多喝冷饮没关系

　　夏天随着出汗增多,饮用的液体也会增加,有些孕妇夏日贪吃冷饮,以为既可补充水分,又能防暑降温,其实这也有不利的一面。妇女妊娠期间,胎盘会产生大量孕激素,使胃肠道平滑肌张力减小,胃酸酸度降低,胃肠蠕动减弱。此时胃肠黏膜对冷热刺激非常敏感,孕妇多吃冷饮会使胃肠血管突然收缩,胃液分泌减少,消化功能降低,出现食欲缺乏、消化不良、腹泻、腹痛、胃痉挛等症状。此外,孕妇的呼吸道黏膜往往充血并有水肿,贪吃冷饮会使充血的血管突然收缩,血流量减少,致使抵抗力降低,潜伏在呼吸道里的致病微生物便会乘虚而入,引起嗓子痛哑、咳嗽、头痛等症状,严重者可引起上呼吸道感染和扁桃体炎等。

　　有人发现,胎儿对冷的刺激也很敏感,当孕妇喝冷饮时,胎儿会在子宫内躁动不安,胎动变得频繁。因此,孕妇喝冷饮一定要有所节制。

误区　孕妇不能喝茶水

　　茶叶,含有茶多酚、芳香油、无机盐、蛋白质、维生素等营养成分。孕妇如能每天喝3～5克茶,特别是淡绿茶,对加强心肾功能、促进血液循环、帮助消化、预防妊娠水肿、促进胎儿生长

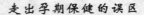

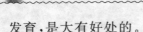

发育,是大有好处的。

各种茶所含成分不同,绿茶含锌量极为丰富,而红茶的浸出液中含锌量则甚微。锌元素对胎儿的正常生长发育起着极其重要的作用。因此,喜欢喝茶的孕妇可以适量喝点淡淡的绿茶。

但是,孕妇如果喝茶太多、太浓,特别是饮用浓红茶,对胎儿就会产生危害。茶叶中含有$2\%\sim5\%$的咖啡因,每500毫升浓红茶大约含咖啡因0.06毫克。咖啡因具有兴奋作用,饮茶过多会刺激胎儿增加胎动,甚至危害胎儿的生长发育。调查证实,孕妇若每天饮5杯红茶就可能使新生儿体重减轻。茶叶中含有鞣酸,鞣酸可与孕妇食物中的铁元素结合成为一种不能被机体吸收的复合物。孕妇如果过多地饮用浓茶就有引起妊娠贫血的可能,胎儿也可能出现先天性缺铁性贫血。科学家进行过试验,用三氯化铁溶液作为铁质来源给人服用,发现饮用白开水者铁的吸收率为21.7%,而饮用浓茶者的吸收率仅为6.2%。

饮用淡绿茶对孕妇和胎儿都有益,但绿茶中也含有鞣酸,也能妨碍铁的吸收。怎样做才能使喝绿茶既对孕妇及胎儿有利又不影响铁的吸收呢?孕妇在饭后1小时后再饮用淡绿茶,就可以解决这个矛盾了。

没有饮茶习惯的孕妇最好用点富含维生素C的饮料,因为维生素C能帮助铁的吸收,还能增强机体抗病能力。

误区 孕妇喝咖啡好

咖啡具有醒脑提神、消除疲乏的作用,并且还有一定的药理效应。可是对于怀孕的妇女说来,它可不是好东西。孕期常

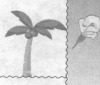

饮此物,不利于自身保健。它所含的咖啡因成分,对孕妇可产生刺激作用,能使心跳加快,血压升高。对患有妊娠期高血压综合征的孕妇危险性更大,它能导致冠心病,增加发生心肌梗死的可能性。美国波士顿大学的研究证明,每日饮用5杯以上咖啡的妇女,患心肌梗死的危险增加70％,且危险是随饮用量增加而增大。

咖啡碱在人体内可破坏维生素 B_1,孕妇如果大量饮用咖啡,会造成维生素 B_1 的缺乏,从而使人食欲下降,消化能力减退,烦躁不安,神经组织、肌肉组织损伤,水肿,以及便秘。孕期大量饮用咖啡,还可能导致流产。加拿大的一份医学资料统计显示,331名有流产史的妇女中,饮咖啡者比不饮者流产的发生率高22％。而且,在孕期饮用比在怀孕前饮咖啡致畸胎作用明显增高。

孕期常饮咖啡对胎儿的潜在威胁,还表现在咖啡碱可以透过胰脏进入胎儿的组织中沉淀,伤害胎儿的肝脏和大脑,并使胎儿日后易发生糖尿病。这个论点现在已得到证实。

孕期饮用咖啡如果伴有其他不良嗜好,如吸烟、饮酒则危害就更大,极易发生心律失常或发生高血压危象,这是很危险的。再就是妊娠期一直是过着平静、安逸的生活,由于热能的积聚、脂肪的过多堆积,血胆固醇水平就会骤升,咖啡更是会起推波助澜的作用,这对孕期妇女的身体健康更不利。

误区 孕妇饮酒不会伤胎儿

快做妈妈的人,请慎重对待自己的生活方式,因为任何一个错误的决定都有可能毁掉你孩子的一生。胎儿酒精综合征就是由于母亲在怀孕期间饮酒所引起的将会伴随孩子一生的

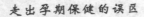

一系列身体和行为缺陷的病症。许多孕妇不知道孕期饮酒的危害,过量饮酒会造成胎儿身体和精神发育迟缓。胎儿酒精综合征有以下临床表现:①发育不良。②扭曲的面部特征(上颌骨小,短而上翻的鼻子,人中平坦,上唇扁平,眼睛小且上眼睑下垂)。③关节、手、足、手指、脚趾不正常。④协调性差。⑤学习障碍。⑥记忆障碍。⑦心脏缺陷,如房间隔、室间隔缺损。⑧注意力不集中。⑨与他人相处能力差。

胎儿酒精综合征引发的所有损害都是不可逆转的。一个患有胎儿酒精综合征的孩子大脑不能很好地发育并显示出低智商,并且经常表现出急躁、易怒和注意力不集中。

胎儿酒精综合征的影响取决于摄入酒精的数量和酒精摄入的阶段。在怀孕的头 3 个月饮酒,对胎儿具有破坏性。同样,在妊娠 3～6 个月时饮酒比 6～9 个月时饮酒对胎儿损害更大。

是否患有胎儿酒精综合征可因人而异。在饮酒的母亲中,一些孩子受到很大影响,也有一些孩子受到的影响较小。

据报道,在 12～51 岁的受害者中,95％的人有精神健康问题;55％的人曾经入监狱、戒毒所、戒酒中心或精神病院;60％的人在学校有不良记录;60％的人曾陷入法律纠纷;52％的人显示出不适当的性行为。在 21～51 岁的受害者中:82％的人不能够独立地生活;70％的人有就业问题;50％以上的男性和70％以上的女性有酗酒和吸毒问题。

多数研究表明,如果一个孕妇每天饮酒不超过 1 杯,她的孩子将不会受到影响。但是要做到百分之百的安全,惟一的方法是在孕期绝对禁酒。性行为活跃、饮酒过度并且没有计划怀孕的妇女在胎儿酒精综合征产妇中占很大比例。此外,那些胎儿酒精综合征的产妇也有以下特征:吸烟、使用违禁药物,而且饮食中营养不均衡。

胎儿酒精综合征是一种非常具有破坏性的生育缺陷,但它很容易预防。所以,不负责任的母亲的一个决定,会让孩子一生面对这一疾病。

误区 孕妇喝米酒没关系

米酒是以蒸或煮熟的糯米饭发酵做成的,既香又醇,有些地方有让孕妇吃米酒的习惯,认为能给孕妇增加营养,补益身体,有利于胎儿发育。

米酒也含有酒精,酒精进入孕妇体内后,可通过胎盘损害胎儿。研究表明,孕妇饮酒后,子宫内的酒精浓度在相当长的一段时间里都比较高。而酒精对胎儿能带来较多损害,轻者可使胎儿出生时体重减轻,给以后的喂养带来困难,且孩子抵抗力差,容易患病;重者可使胎儿发生各种畸形,如眼裂细小、面部发育不良、关节变形、外生殖器异常,甚至发生先天性心脏病等。

虽然米酒所含的酒精浓度比白酒低很多,但为了给优生优育打下良好的基础,孕妇应在妊娠期间滴酒不沾,至于米酒可补益孕妇身体的说法,目前还欠足够的科学证据,即使真是如此,但与酒精给胎儿带来的损害相比,仍然是得不偿失的。

误区 孕妇吃水果越多越好

对有些孕妇信奉"多吃水果,孩子将来皮肤好",因而有孕期大量进食水果的做法。有些孕妇为了生一个健康、漂亮、皮肤白净的宝宝,几乎把水果当饭吃,有的甚至一天吃下两三千

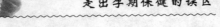

克,这是不科学的。事实上,孕妇过多吃水果并没有益处。

水果含有一定量的糖类、丰富的无机盐类和维生素。孕妇多吃水果可以减轻妊娠反应,促进食欲,对胎儿的健康成长有好处。然而,水果的糖分高且容易吸收,水果吃得太多,孕妇的体重也会水涨船高,而且还要面临罹患糖尿病的风险。水果中充足而丰富的维生素和微量元素会让妈妈、宝宝们更健康,但一旦超过身体的需要,我们的身体会自动清除多余的营养元素。不过水果中大量的果糖会在肝脏的辛勤劳动下加工成油腻的脂肪,变身为孕妇们腰上的"救生圈",更加重了肝脏的负担。营养师提示:每天 1～2 个水果即可满足妈妈和宝宝的需要,根本无须吃太多。

营养学家推荐的营养方案是"一杯牛奶、两个鸡蛋、三两肉类、400 克主食、500 克蔬菜水果,外加适量食用油和豆制品"。一般说来,孕妇每天摄取 500 克水果已经足够。水果除了提供维生素、膳食纤维外,其他营养成分并不多,反而含糖量不少,多吃极易造成热能积聚,导致肥胖症等疾病。近年来,孕妇因暴食水果而引发妊娠糖尿病的例子屡见不鲜。孕妇在怀孕期间体重增加 12.5 千克左右属于正常,如过量摄取糖分将使孕妇的体重超标、胎儿过大,分娩时容易发生大出血。超重的孕妇产后体形很难恢复。

越来越多的孕期妇女在定期检查中发现,平时正常的血糖值突然变高,但自己却没有任何不适感觉,这就是妊娠糖尿病。妊娠期进食增多、运动减少、体重增加,所以对女性来说是极其容易发生糖尿病的时期。另外,现在 30 岁左右的大龄孕妇越来越多,所以妊娠糖尿病的患病率越来越高,已经由原来的 3% 上升到 6%,甚至到 7% 以上,而且因为生活习惯、生活方式等问题,已呈现逐年上升的趋势。

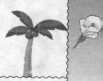

妊娠糖尿病不仅影响母亲健康，对下一代的生长发育也构成严重危害。除了孕妇容易发生感染、流产、早产、死产、羊水过多外，由于母体血糖水平过高，胎儿长期处于高血糖环境中，体重过多增加，造成胎儿巨大。糖尿病孕妇的胎儿发生先天畸形的概率比一般孕妇高 2～3 倍。而且，大约 30% 的妊娠糖尿病患者在 5～10 年后转变为慢性而无法治愈的 2 型糖尿病，最终患病率达到 60%。所以，孕期妇女最好在怀孕第 18 周和第32 周到医院检查，并且要特别注意咨询妇产科和糖尿病专科医师。

妇女在孕期可吃些含糖较低的水果，如柚子、桃、生香蕉（略青的香蕉）等；含糖量中等的水果要适量，如苹果、梨、柑橘等。尽量少吃含糖高的水果，如猕猴桃、西瓜、熟香蕉（熟透了、口感甜腻的香蕉）。

误区 孕妇吃不吃水果没关系

细胞生长和分裂，固然需要大量热能和蛋白质，即主食和肉类、豆类制品、牛奶等不可少，但合成过程的每一步，还需要一些特殊的物质来促成，或者说是催化。这些具有辅酶作用的特殊物质是一些天然的有机化合物，需要的量不很多，却是维持正常生命活动所不可缺少的，人们称它们为维生素，这些物质大量地存在于青菜、水果、肉、乳、蛋中，除非特别的情况，一般是可以依靠食物来补充的。

维生素主要有两大类：一类如维生素 A、维生素 D、维生素E 等，是脂溶性的，在任何含脂肪的组织中都能储存；另一类是水溶性的，如 B 族维生素、维生素 C 等，大量地存在于青菜、水果及某些谷物中。

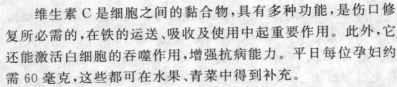

维生素 C 是细胞之间的黏合物,具有多种功能,是伤口修复所必需的,在铁的运送、吸收及使用中起重要作用。此外,它还能激活白细胞的吞噬作用,增强抗病能力。平日每位孕妇约需 60 毫克,这些都可在水果、青菜中得到补充。

B 族维生素是一个大族,包括多种重要的辅酶,如维生素 B_1、维生素 B_2 等,其中维生素 B_1 为重要的一种,是脂肪吸收、蛋白质代谢的连接点,正常人每日约需 1.5 毫克,孕晚期应增加为每日 1.8 毫克。

严重缺乏维生素 C 时,微血管黏着力差,易有黏膜、牙龈及消化道等部位出血,同时全身抵抗力下降,易感染。缺乏维生素 B_1 则可发生多种精神、神经的异常症状,生长受抑制。

误区 孕妇吃水果可不问寒热

怀孕后吃水果虽有益于补充各种营养,但并不是所有的水果孕妇都能吃。

其实,孕妇在保持营养均衡的状态下,饮食方面不需要补充太多,而且在吃水果时还有一些禁忌。不少孕妇在怀孕后常伴有困倦、恶心、呕吐、食欲缺乏等反应,特别喜欢吃一些酸甜的水果,山楂酸甜可口,很多孕妇喜欢吃。但是,山楂对子宫有一定的兴奋作用,可促使子宫收缩,不利于胎儿生长。另外,尽管桂圆、荔枝等南方水果营养丰富,是上好的补品,但妊娠期间应少吃或不吃,因为其性温大热,而孕妇往往怀孕后易阴虚产生内热,再食桂圆会热上加热,造成孕妇因内热而引起大便干燥,口干舌燥等。

针对孕妇的特殊体征,有学者建议孕妇可以多吃些西瓜、葡萄、苹果、桃等中性或凉性水果,不仅可以补充所需的营养,

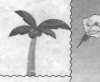

还能降降内热。

从营养学角度看,水果一般人都可以吃,而对于孕妇而言,所谓的吃多了上火就是这些水果含糖量高,如荔枝、桂圆等,这些水果在代谢过程中会带走一些 B 族维生素,造成 B 族维生素缺乏,从而表现为口角起疱等上火表现。孕妇吃水果是有好处的,但不能多,什么食物都有个适度,对症补充,因此孕妇吃水果不能各类水果通吃,要根据自己身体状况来补充。

中医所称的热性水果,指的是热能高、糖分多的水果,如大枣、山楂、樱桃、石榴、荔枝、青果、榴莲、木瓜、柑、白果、桂圆等温热性水果。凉性水果,指的是西瓜、甜瓜、梨、香蕉、橘子、桑葚、柿子、荸荠等。中性水果,指的是葡萄、苹果、桃、杏、菠萝、甘蔗、乌梅等。

误区 孕妇多吃苹果少吃西瓜好

步入 6 月,仍有不少孕妇对苹果情有独钟,认为只要孕妇多吃苹果,分娩时就会顺产、母子"平安"。许多老年人不许怀孕的媳妇吃西瓜、梨子,认为这些水果性寒凉,吃了容易流产。更有甚者,连某些蔬菜也不允许吃,说是会动"胎气"。

其实上述说法毫无科学根据。苹果并无安胎特效,只能起到补充维生素的作用,吃多了还会产生腹胀,容易便秘。至于西瓜等所谓性凉的水果,只要适量食用,孕妇也不会因此而流产。

孕妇食用蔬菜水果时,新鲜是最重要的原则。同时,应多吃时鲜瓜果。不过,食用水果也不宜过量,不能一次性恶补,否则容易腹泻。应根据"一天 1 个苹果、1 个橙和 1 块西瓜"的基本量予以增减。

误区 孕妇夏天猛吃西瓜无大碍

孕妇的脾胃功能一般比较弱,夏天高温容易影响胃口,加上抗病能力下降,如饮食稍有不慎,都会影响脾胃的消化吸收,对母子均不利。夏天,孕妇一定要注意饮食卫生,否则会引起消化道感染,严重的会导致子宫收缩,进而引发早产,对准妈妈和宝宝的健康都存在威胁。

妊娠期孕妇新陈代谢增加,生理负荷加大,此时若处于高温、脱水环境,极易发生中暑。孕妇的夏季饮食宜少食多餐、循序渐进。多吃些清淡且富含蛋白质和无机盐的食物,忌油腻、辛辣及含咖啡因的饮食,冷冻、过咸、腌制类食物进食要适度,平常可以多喝点绿豆汤和白开水。

随着夏日气温不断升高,很多缺乏食欲的孕妇每天以水果度日,有的甚至一天能吃七八个水蜜桃和两个大西瓜,孕妇因此摄入大量糖分,再加上孕期生理变化,导致糖代谢紊乱,极易诱发糖尿病,从而增加巨大胎儿、羊水过多及难产、新生儿产伤、产后出血的概率。因此,尽管盛夏时节胃口大减,水果能清热解暑,也要适可而止。

水果的补充最好在两餐之间,每日最多不超过200克,同时应注意选择含糖量较低的水果,或以蔬菜代替,千万不要无限量吃西瓜等高糖分水果。

饮食要经常变换花样,以满足营养需要。还要提醒孕妇注意,夏季病原体易孳生繁殖,进食瓜果蔬菜一定要注意饮食卫生,生吃水果前必须洗净,不到卫生状况差的餐馆就餐,以免病从口入,危及母婴健康。

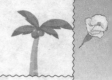

误区 孕妇滋补多吃桂圆好

千百年来,桂圆以其滋补气血,益心补脾而被人们作为滋补良药。《泉众本草》中记载:"龙眼益气补脾胃,治妇人产后水肿,气虚水肿,脾虚泄泻。"颇有名的玉灵膏,就是由桂圆配上白糖制作而成。由于分娩时要消耗较大的体力,对体质较弱的孕妇来说,临产喝上一碗温热香甜的桂圆汤定能增加体力,安定情绪。然而,桂圆对于孕妇,特别是对孕早期妇女却是一种"禁果"。因为桂圆虽然能滋补气血,益心脾,但它性温、味甘、能助火化躁,凡具有阴虚内热的人都不宜食用。

对孕妇来说,其主要生理变化可概括为:"阳常有余,阴常不足。"因为妊娠后,孕妇阴血聚以养胎,故大多导致阴血偏虚;阴虚常常滋生内热,孕妇往往出现大便燥结、口苦口干、心悸燥热,舌质偏红等胎热盛,肝火旺的症状。故医家通常有"胎前宜凉",即常用一些清凉、滋润药品的主张。因为桂圆虽能滋补气血、益心脾,但它性温、味甘,能助火化燥。凡具有阴虚内热、湿阻中满、痰火体质的人均不宜服用。孕妇吃了桂圆后,不仅增添胎热,而且易导致胃气上逆、呕吐,日久则伤阴,出现热象,引起腹痛、出血等症状,造成流产或早产。因此,孕妇慎食桂圆。

日常生活中滥吃桂圆引起流产的例子并不少见。一些人为了孕后身体强健,母婴安康,为临产早早做准备,盲目将桂圆之类的补品一起上,结果造成流产或早产,而其家人和孕妇却不知其由。因此,对孕妇说来,桂圆应禁食。除桂圆外,像人参、鹿茸、鹿角胶、核桃仁等性热的药物,孕妇也应谨慎食用。若确实需要滋补,应选用一些清、平的补品为宜。

误区 孕期多吃山楂好

大部分妇女怀孕后有妊娠反应,而且爱吃酸甜之类的食物。但要注意的是山楂果及其制品,孕妇以不吃为宜。现代医学临床证实:山楂对妇女子宫有收缩作用,如果孕妇大量食用山楂食品,就会刺激子宫收缩,甚至导致流产。因此,孕妇多吃山楂是不适宜的。

误区 孕妇只吃精米和精面好

随着人们生活水平的提高,越来越多人将精米、精面放在了食物的重要位置,有的孕妇认为精米、精面是高营养的食物,其实错了。

食品中的维生素会在加工过程中有不同程度的损失,如果只吃精米、精面,那么很多营养素还未到我们口中就已经损失了。白米和糙米相比,钙含量前者只是后者的1/2。尤其是维生素 B_1,前者不足后者的1/5。由此可见营养素含量均下降,尤其是维生素 B_1 经过加工已减少过半。而以大米、面粉为主食的中国人,很大部分维生素 B_1 从粮食中得到补充,如果只吃精面、精米,对维生素 B_1 的补充是很不够的。据检测,每100克糙米胚芽中含蛋白质3克,脂肪1.2克,维生素 B_1、维生素 B_2 各2.5克,维生素 E 1.8克,维生素 C 50 毫克,维生素 A 50毫克,烟酸250毫克,叶酸250毫克,锌20毫克,镁15毫克,铁20毫克,磷15毫克。因此,孕妇应吃些糙米、粗面,再加上肉类、豆类中也有中等量维生素 B_1,是比较容易满足孕妇需要的。

孕妇的膳食宜粗细搭配、荤素搭配，不要吃得过精，以免某些营养素摄入不足。很多粗粮有着意想不到的食疗作用。玉米富含镁、不饱和脂肪酸、粗蛋白、淀粉、无机盐、胡萝卜素等多种营养成分。黄玉米子，又称为黄色植物食品，它富含镁元素，镁能帮助血管舒张，加强肠壁蠕动，增加胆汁，促使人体内废物的排泄，有利于身体新陈代谢；它还富含谷氨酸等多种人体所需的氨基酸，能够促进大脑细胞的新陈代谢，有利于排除脑组织中的氨。红玉米子以富含维生素 B_2 为主要特色，孕妇常吃可以预防及治疗口角炎、舌炎、口腔溃疡等核黄素缺乏症。玉米油以富含维生素 E 为主要特色，常吃不仅能美容，而且还能降低血液中胆固醇的含量，可防治动脉硬化及冠心病。玉米的胚芽及花粉富含天然的维生素 E，常吃可以增强体力及耐力，能够有效地防治"妊娠巨幼红细胞性贫血"。玉米须煎水代茶饮，有利尿、降血压、清热、消食、止血、止泻等功效，可用于防治妊娠高血压综合征、肝胆炎症，以及消化不良等疾病。

　　红薯又称甘薯或者地瓜。红薯富含淀粉，其氨基酸、维生素 A、B 族维生素、维生素 C 及纤维素的含量都高于大米与白面。它还富含人体必需的铁、钙等无机盐，是营养全面的长寿食品。研究表明，红薯含有类似雌激素的物质，孕妇食用后能使皮肤白嫩细腻。红薯中含有黏蛋白，是一种多糖和蛋白质的混合物，属于胶原和黏多糖类物质。这种物质能促进胆固醇的排泄，防止心血管的脂肪沉淀，维护动脉血管的弹性，从而能有效地保护心脏，预防心血管疾病。所以，红薯是孕妇的营养保健食品。

误区 孕妇多食用咸味食物好

　　盐作为调味品,孕妇是绝对可以食用的,但不可食用过多,以免因盐摄入过多而需要大量饮水,引起不必要的水肿,加重肾脏负担。一般说来,一份正常的平衡饮食可以提供足够数量的盐。如果孕妇有以下情况,就更应该限盐或者忌盐了:一是患有某些与妊娠有关的疾病,如心脏病、肾脏病;二是孕妇体重增加过快,同时发生水肿、血压升高等妊娠中毒症状者。否则,可进一步加重水肿、高血压,以致发生生命危险。

　　限盐饮食,是指限制食盐的摄取总量,一般认为,每天不超过 3 克。节制盐的摄入孕妇可用其他调味品代替,如香菇汁、醋、蒜、香菜等,糖醋排骨、糖醋鱼都是明智的做法,既可调节食欲,又可减少盐的食入,其他如牛奶、酸奶等奶制品均可食用。

　　孕妇限盐时最好不要吃咸鱼,咸鱼含有大量的二甲基亚硝酸盐,进入人体内转化为致癌性很强的二甲基亚硝酸胺,其危害性不仅仅是盐的问题,并且它还可通过胎盘危及胎儿。咸菜、腌肉均应限制。

误区 孕妇吃辛辣热性食物好

　　大茴香、小茴香、花椒、胡椒、桂皮、五香粉、辣椒粉等热性香料都是调味品,但孕妇食用这些热性香料则不适宜。妇女怀孕后体温相应增高,肠道也较干燥。而热性香料性大热且具有刺激性;很容易消耗肠道水分,使胃肠腺体分泌减少,造成肠道干燥、便秘或粪块梗阻。大便秘结后,孕妇必然用力屏气解便,这样就引起腹压增大,压迫子宫内的胎儿,易造成胎动不安、胎

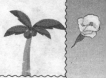

儿发育畸形、羊水早破、自然流产、早产等不良后果。所以,孕妇不宜吃热性香料。

辛辣食物常常可以引起正常人的消化功能紊乱,如胃部不适、消化不良、便秘,甚至发生痔疮。由于怀孕后胎儿的长大,本身就可以影响孕妇的消化功能和排便,如果孕妇始终保持着进食辛辣食物的习惯,一方面会加重孕妇的消化不良和便秘或痔疮的症状,另一方面也会影响孕妇对胎儿营养的供给,甚至增加分娩的困难。因此,在计划怀孕前 3～6 个月应停止吃辛辣食物的习惯。

误区 孕妇常吃含食品添加剂的食物无害处

方便食品一般味道鲜美,很受人们喜欢,许多年轻人为了省事,很少做饭吃,但是方便食品就营养价值说来远比天然食物低,由于考虑到色、香、味和存放时间长等因素,在加工过程中需放入安全量的调味剂、着色剂、添加剂或防腐剂,后 3 者均属于控制使用物质,但如长期大量食用,则失去其控制意义。而且有些人对这些化学制品会出现变态反应或受到其他危害。防腐剂如亚硝酸盐和硝酸盐,均能与血液中的血红蛋白结合,使血红蛋白运输氧的能力下降。因此,孕妇如长期大量食用含有上述化学制品的加工食品或方便食品,除造成本身营养缺乏而危害健康外,还可影响胎儿的生长发育。

误区 孕妇吃涮肉无害处

据有关部门检查测定,羊、猪、牛、鹅、狗群中弓形虫的感染

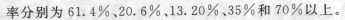

率分别为 61.4％、20.6％、13.20％、35％和 70％以上。

人们吃火锅时，习惯把鲜嫩的肉片放到汤中稍稍一烫即进食，这种短暂的加热并不能杀死寄生在肉片内的弓形虫幼虫，进食后幼虫可在肠道中穿过肠壁随血液扩散至全身。

孕妇受感染时多无明显不适，或仅有类似感冒的症状，但幼虫可通过胎盘传染给胎儿，严重时可发生流产、死胎，或影响胎儿脑的发育而发生小头、大头（脑积水）或无脑儿等畸形。

误区　高价格食品营养就高

随着社会经济的发展，生活水平不断改善，许多家庭的食品购买力都有了极大提高。在这种情况下，一些孕妇将购买名贵、高价食品作为消费和追求的目标。除了相互攀比的心理外，更多人购买高价食物的理由是认为名贵的一定就是营养丰富的食品，食用名贵食品可以获得更多更好的营养。其实，这种想法是毫无根据的。

食品的价格主要取决于食品的生产成本，包括原料的价格、生产和包装费用、销售费及广告费等。例如，肉、蛋、奶等动物性食品是以粮谷为饲料喂养而生产的，其生产成本当然要高于一般的粮谷类食物，其价格也就相对较高。而以肉、蛋、奶为原料加工的食物制品，其价格也会进一步提高。此外，食品的市场供求关系也对价格有很大的影响，也就是说，食品的生产量与消费量之间的关系与价格相关。它反映的是原料资源的多少、社会对该食品的需求程度等。例如，某种食物的资源量和产量较少或很少，如燕窝或其他所谓的山珍海味，由于受传统的饮食文化、饮食习惯、食物自身风味，甚至消费者猎奇心理的影响，社会对其需求相对较大，这种供求之间的矛盾使这类

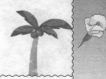

食物的价格贵之又贵，这一点也就是我们常说的"物以稀为贵"。

由此我们可以看出，除非在食物短缺、供应受到限制的情况下，人们才会在选择食物时更多地考虑食物的营养，从而对供求关系发挥一定作用而影响价格。一般情况下，当食物供应充足的时候，食物的营养与食物的价格之间基本上没有什么关系。

人类通过摄取食物来满足身体对蛋白质、脂肪、糖类、维生素和无机盐等营养素的需要，食物营养价值的大小也就在于它其中的营养素含量的多少和质量的高低。在当前人们消费的食物之中，燕窝、鱼翅、鲍鱼、海参等山珍海味可以算作名贵之品，但到目前为止，并未发现其营养价值上的独特优势，在提供营养方面和一般的肉、蛋、奶食品，以及物美价廉的大豆制品没有多大差别。可见这些名贵之物在营养上并不名贵。再来看看奶制品。最普通要算鲜牛奶，蛋白质含量 3％，营养全面而丰富，价廉物美，每 500 毫升价格在 2 元左右；可是能长期保存的消毒瓶装牛奶 500 毫升至少需 5～6 元（部分维生素甚至有所损失）；而以鲜牛奶为原料的各种儿童调味奶（包装更考究），蛋白质含量仅 1％稍多（国家标准），其他营养当然也会比鲜牛奶更少，每 100 毫升约 1 元。说到这里，您还会认为越贵的食品越有营养吗？

误区 怀孕期间贪吃牛肉不会有害处

那些怀孕期间喜欢吃牛肉的孕妇可能要注意，美国科学家认为，孕妇怀孕期间吃太多牛肉，所生的男孩长大后精子量可能较少，从而使其生育力差，甚至患有不育症。这或许是牛肉

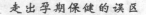

生产存在问题的缘故。在饲养日趋产业化的时代,动物饲料可能包含杀虫剂、激素或其他污染成分,进而影响到牛肉的质量。饲料中添加一些化学制品可大大促使动物快速增肥,而在牛的饲养过程中,很多饲料都可能添加激素成分来促进牛的生长。研究人员对这种发现也感到惊奇,但两者间的确有很强的关联性。他们从对啮齿动物的研究得知,即便子宫中微量的雌激素都会影响到精子数量。

误区 怀双胞胎就一定要吃两倍的食物

"两个孩子,两倍食量"的认识是大错特错的。如果孕妇怀的是双胞胎,与单胎相比,的确应适当多摄取和补充一些营养,但绝非翻倍。研究显示,双胞胎孕妇每天应额外多摄取1 250千焦的热能,铁质摄取应由每天的 30 毫克提升至 60～100 毫克,叶酸则以每天 1 毫克为宜。双胞胎孕妇在怀孕早期孕吐现象可能较为严重,怀孕中后期因腹压增加,胀气便秘的情况也较为严重。所以,均衡的营养对确保胎儿的健康成长是格外重要的。不要把怀上双胞胎作为孕妇毫无节制地大吃而导致体重增加过快的理由,因为双胞胎孕妇的体重增加与单胎孕妇差不多(在怀孕末期体重总共增加应在 12～16 千克左右)。

误区 孕期水肿就一定要忌盐

孕期水肿是一种较普遍的生理性现象。怀孕后,尤其是5～6 个月以后,下肢易出现水肿。这是因胎儿的增大和羊水的增多,宫体对下肢血管的压迫,使下肢血液回流不畅造成脉压增高所致,并非是疾病引起。

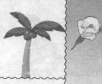

肾炎患者的确当忌盐。但孕妇出现水肿大多与肾疾病无关。事实上，孕妇比常人的新陈代谢更旺盛，其肾脏的滤过能力和排泄功能也较强，钠的丢失也多，此时还应摄入比平时多一些的盐。如果过于控制盐的摄入量，反而容易导致体内盐分不足，由此可能引起食欲缺乏，疲倦乏力，对孕妇健康和胎儿生长都不利。当然，如果水肿是从面部（尤其是眼皮）开始发展至全身，并出现肾炎等疾患时，就需要严格控制盐的摄入量。

误区 孕妇喜吃酸就应多吃酸菜

怀孕后的妇女在一个时期内，常常想吃酸味食物，这往往与生理变化有一定关系。

妇女怀孕后，胎盘会分泌一种叫绒毛膜促性腺激素的物质，这种物质有抑制胃酸分泌的作用，能使胃酸显著减少，消化酶活性降低，并会影响胃肠的消化吸收功能，从而使孕妇产生恶心欲呕、食欲下降、肢软乏力等症状。由于酸味能刺激胃分泌胃液，且能提高消化酶的活性，促进胃肠蠕动，增加食欲，有利于食物的消化与吸收，所以多数孕妇都爱吃酸味食物。

孕妇吃些酸性食物有助于满足母亲和胎儿的营养需要。一般怀孕 2～3 个月后，胎儿骨骼开始形成。构成骨骼的主要成分是钙，但是要使游离钙形成钙盐在骨骼中沉积下来，必须有酸性物质参加，孕妇多吃酸性食物能够帮助胎儿骨骼生长发育。此外，孕妇吃酸性食物有利于铁的吸收，促进血红蛋白的生成；维生素 C 也是孕妇和胎儿所必需的营养物质，对胎儿形成细胞基质、产生结缔组织、心血管的生长发育、造血系统的健全都有着重要的作用；维生素 C 还可增强母体的抵抗力，促进

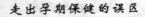

孕妇对铁质的吸收利用,而富含维生素 C 的食物大多呈酸性,因此孕妇吃些酸性食物可以为自身和胎儿提供较多的维生素 C。

由此可见,孕妇喜食酸性食物是符合生理及营养需要的。然而,孕妇食酸应讲究科学。有的孕妇喜欢吃人工腌制的酸菜、醋制品,此类食物虽有一定的酸味,但维生素、蛋白质、无机盐、糖分等多种营养几乎丧失殆尽,而且腌菜中的致癌物质亚硝酸盐含量较高,过多食用显然对母体、胎儿健康无益。所以,喜吃酸食的孕妇,最好选择既有酸味又营养丰富的番茄、樱桃、杨梅、石榴、海棠、橘子、酸枣、葡萄、青苹果等新鲜水果,这样既能改善胃肠道不适症状,也可增进食欲,增加营养。

误区 孕妇偏食不会影响胎儿生长发育

有些孕妇在孕前就有偏食的习惯,等到怀孕后就更加"变本加厉"了,她们往往只吃自己喜欢吃的食物,并认为只要多吃就是有营养了,其实偏食和不合理的营养都会影响胎儿的正常生长发育。一些孕妇在孕前就为了保持体形而很少摄入主食,她们认为主食是体形发胖的主要原因,其实主食为人们带来妊娠期需要的大部分能量和 B 族维生素、膳食纤维等,放弃主食将使母体严重缺乏能量而导致胎儿停止发育。也有些孕妇为了保障孩子的营养而拼命摄入大量的动物性食物,每天每餐都有超量的鸡鸭鱼肉,同时炒菜用很多油脂,这将大大超过身体的需要而存积为脂肪,结果孕妇体重猛长,孩子却营养不良。也有孕妇日日与蔬菜水果为伴,不吃其他食物,结果热能和蛋白质摄入量均缺乏,胎儿生长缓慢。根据目前流行的说法,很多孕妇每天吃大量的坚果类食物,希望补充必需脂肪酸和优质蛋白质有助于胎儿大脑的发育,甚至说核桃的形状像大脑,多吃些能够补脑。其实,妊娠期对必需脂肪酸的需要只比正常人略高,而普通的烹调用植物油就能满足这一需要,过多的坚果类食物同时含有极高的热能和脂肪量,将影响其他营养素的吸收。这要求孕妇通过学习营养知识,端正自己的看法,尽量让饮食接近平衡膳食,才能确保母婴平安。

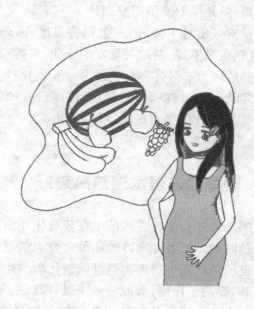

二、走出起居误区

误区 孕妇用空调不会有害处

夏天到了,孕妇朋友们会感觉到比较难熬,有些人就喜欢呆在空调房里,但是孕妇要慎用空调!

空调会使空气质量下降,因为为保持温度,房间一般比较封闭,随着空气质量不好,温度与湿度的变化,可能会产生适合许多细菌生长的环境。另外,室内、外温度差别比较大,也容易发生感冒等症状。所以,最好是将空调温度设置的不要太低,并且孕妇不要长时间在空调房间,可以开机1~2个小时再关机,并且避免冷风的直吹。

误区 孕早期洗澡水温越高越好

自然界的动物在长期与恶劣的生存环境作斗争中,其生育也选择了最佳时期。一般在寒冷的冬季和炎热的夏季,动物们很少迎接自己的后代问世。人类是世间最伟大的生灵,由于人类发明了衣物,建造了房屋,会取暖和降温,所以一年四季都会有新生命来到人间。但这并不是说孕妇可以随随便便迎接新生命的降临。医学研究结果虽然还没有完全证明寒冷对孕妇和胎儿的影响,但孕妇受热易使胎儿发生畸形,却是有据可查的。就连普普通通的洗澡，如果水温过高，洗澡时间过长，也会给胎儿的发育造成不利影响，如新生儿低体重、出生后智能低下等。

研究发现，高热是导致胎儿先天畸形的重要原因，特别在孕妇怀孕的头 3 个月。如果孕妇发生高热或接触外界的高热环境，就有可能引发胎儿发育不正常，据此医学专家们提出了"高热致畸"的理论，为了验证这一理论是否正确，一些医学家进行了研究。结果发现，在怀孕期不论是何种原因引起的体温升高，如感染发热、夏日中暑、高温作业、洗热水澡等，都可能使早期胚胎受到伤害，特别是胎儿的中枢神经系统受害最为明显。追溯历史，在流感大流行的年代，胎儿畸形如无脑儿、脊柱裂、脑积水、小头畸形的发生率高过正常年份。而且怀孕初期患流感、有发热症状的比没有发热症状的孕妇畸胎发生率要高得多。在国外，有人对生无脑儿的产妇进行调查，发现大多数产妇除了经常洗热水澡外，并无其他不良接触史。近年来经过实验证实，若在 45℃ 以上的热水中浸泡 20 分钟以上，致使体温上升到 38℃ 以上时，就会对孕妇腹中的胎儿产生有害的影响。

动物实验发现，把怀孕第 8 天的小鼠胸腹部浸在 43℃ 水浴箱中 9 分钟，隔 6 小时后重复一次，结果 15％ 胎鼠发生中枢神经系统畸形、95.4％ 发生骨骼畸形，而且死胎和流产率也增加，说明胚胎处于分裂旺盛时期的细胞，受到高温作用后容易受伤害或死亡。

我国女性浸泡浴习惯少，大多洗淋浴，这对胚胎影响就少些。为了防患于未然，减少畸形儿的出生，应告诉孕妇在怀孕的头 3 个月内尽量不要洗过热的热水澡。此外，也不能做剧烈活动，避免高温环境，预防感冒等感染性疾病。一旦发热，要及

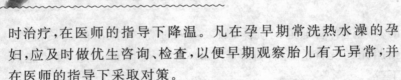

时治疗,在医师的指导下降温。凡在孕早期常洗热水澡的孕妇,应及时做优生咨询、检查,以便早期观察胎儿有无异常,并在医师的指导下采取对策。

误区 孕妇坐浴没关系

　　怀孕后,洗澡时最好采取淋浴的方式,盆浴和坐浴都是不可取的。

　　有些孕妇因为身体笨重,站立时间久了会感到非常累,因此就采取坐浴的方式,以减轻身体的疲劳度。但是,这种洗浴方式对孕妇来说是非常不利的,严重的会引起早产。这是因为在正常情况下,女性阴道会保持一定的酸度,以防止病菌的繁殖,这种生理现象与卵巢分泌的雌激素和孕激素有密切关系。妇女在妊娠时,尤其是孕晚期,胎盘绒毛产生大量的雌激素和孕激素,而孕激素的产生量大于雌激素,所以阴道上皮细胞的脱落大于增生,会使阴道内乳酸量降低,从而对外来病菌的杀伤力降低。

　　如果在怀孕阶段长期采用坐浴方式,那么洗浴时流淌的脏水就有可能进入阴道,而孕期阴道的防病力减弱后,就容易引起宫颈炎、附件炎,甚至发生宫内或外阴感染而引起早产。因此提醒孕妇们,为了健康,请放弃坐浴,更不要到公共浴池去洗澡。

误区 孕期性爱会影响宝宝智商

　　老人说:怀孕后不能同房,同房会小产。也有人说:孕期性爱,宝宝会变笨。据统计,为了宝宝的健康与聪明,11.5%的准爸准妈会忍受 10 个月的性饥荒，其实大可不必。渡过了眩晕呕吐的孕早期，孕中期的妈妈不仅会食欲大开，对于性爱的需求也会节节高。适当的孕期性爱不仅对宝宝的体格、智商大有裨益，而任何食物都无法创造的快乐和愉悦也会传递给肚中的宝宝。所以，我们有理由相信，孕期性爱不是洪水猛兽，还可能是弥足珍贵的人生体验。当然，如果有流产迹象，或者胎位比较靠前的孕妇，还是要节制一点为好。

怀孕期间进行性生活孕妇可能会感到疲劳或反感；怕乳房受伤害；感到自己肥胖而不可爱；感到缺乏欲望。事实上，孕期做爱并不那么可怕。实事求是来说，阴道组织肿胀这个事实意味着孕妇仍然有性欲。从情绪角度讲，孕期做爱不仅可以使夫妻保持亲密的接触，而且无论自己感觉或外貌如何变化，仍然拥有对方的爱。

研究表明，孕期做爱对孕妇和胎儿都有好处。做爱期间，随着子宫的收缩、血管的充盈，可以运送更多的血液和营养，有利于胎儿成长。所以，不应该在孕期放弃性生活，应该尽可能地享受它的快乐。

怀孕期间可能需要采取某些特殊的姿势。这里介绍的各种姿势都允许阴蒂刺激。这一点十分重要，因为除非借助手的触摸，否则孕期姿势也许不能让你轻松达到高潮。请记住，随着怀孕进程的发展，在一个阶段合适的姿势在下一个阶段不一定合适，所以姿势的选择要不断地适应怀孕进程的发展。

在头 3 个月当中，你的身体可能不会有明显的变化，所以尽管你感到不喜欢太深的插入，但仍然可以采取男上女下的姿势。如果你在上位或者坐在他的腿上，你将更容易控制插入的深度。如果你消化不良或心脏不好（这两种疾病常常导致早产），这种姿势也很合适。但是如果感到乳房易于受伤害并且

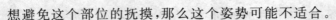

想避免这个部位的抚摸，那么这个姿势可能不适合。

在妊娠的中间 3 个月内，虽然你可以用仰卧的姿势支撑胎儿的体重，但是你的伴侣却不能像过去那样靠在你的身上。你可以尝试侧卧位，伴侣从你的背后插入。

误区 孕妇着装不必讲究

孕妇装市场已经日渐成熟，几乎所有的大商场里都有了孕妇装专柜，街头出现了孕妇装专卖店。孕妇装的花色品种不仅越来越多，而且越来越漂亮。孕妇装几乎已经成为每位孕妇衣橱中的必备。

穿孕妇装首先要考虑舒适。一般来说，应该是易穿易脱，穿上后孕妇不会有拘束之感；服装造型应该能掩饰美化孕妇不断变化的体形，所以孕妇装以裙装款式居多；面料上以全毛、全棉等自然织物为佳，一些高科技的超自然织物也是挺好的选择。通常孕妇怀孕到 5 个月后，腹部明显隆起，胸围、腰围、臀围增加，体形丰满，这时开始穿孕妇装最合适。

孕妇装不是只要蓬蓬松松、大得能够套住肚子就可以了。在剪裁上，除胸围、腹围为考虑重点外，领口、胸线、腋下至手臂袖圈处也要特殊设计，穿上后不压胸；裙子或裤装的腰部一般是可调节的腰带或松紧带，可随腹部变化调整松紧……整体而言，孕妇装剪裁要具备立体弧度，这样穿起来才既舒适又漂亮。像胸腹部打褶的连衣裙，购买时注意裙身要足够长，一般前身要比后身长 2.5 厘米，穿起来才会好看。

在孕妇装专柜或专卖店里，与孕妇装配套的产品还有内衣、鞋袜等。孕妇要使用专用的文胸，因为乳房对于孕妇来说很重要，对于宝宝更重要；孕妇最好穿前边能盖住肚脐后边能兜住整个臀部的内裤;袜子最好选择弹性好、筒高一些的,这样可减轻小腿的静脉曲张;鞋子更应低跟柔软……为了宝宝健康,孕妇们要注意的事情还真不少。

上班族的要求自然高,而现在的孕妇装设计很能满足她们的需求,除了腰身肥大之外,孕妇装的花色、款式丝毫不逊于时装。孕妇装的分类也更为细化,有了休闲和职业孕妇装之分。休闲孕妇装比较常见,多是宽松的裙装,而职业装则讲究简洁合体。职业孕妇装大多全身同色系,整体端庄,与职业环境相匹配。基本款式有容易搭配的单件上衣、衬衫或裤装,以及不可或缺的背心裙、变化多样的一件式短洋装或长洋装、上班休闲均适用的套装等,它们让孕妇像怀孕前一样利落美丽。

现在的孕妇装已经充分体现出实用和时尚相结合的原则。从季节上看,孕妇装夏季以棉、麻织物居多;春、秋季以平纹织绒织物、毛织物、混纺织物及针织品为主;冬季则是各种呢绒或带有蓬松性填料的服装。从颜色上看,孕妇装多以赏心悦目的柔和性色彩为主,米白色、浅灰色、黑、粉红、苹果绿……柔和舒适的色彩能调节孕妇的情绪,它像优美的乐曲旋律一样,也是胎教中不可缺少的一部分。

现在的孕妇装很多都注重产后穿用的设计,像牛仔背带裤耐磨、保暖,好配衣服,非常俏销。一般的专卖店都提供改衣服务,生过孩子,衣服一改又是一件时装。还有一些身材较胖的女士甚至专门到孕妇装专卖店里挑选适合自己的服饰。

误区 孕妇穿化纤内衣裤没关系

凡是穿化纤内衣裤的人,在黑夜脱内衣裤时,常常会看到

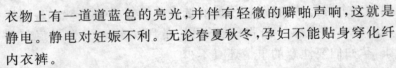

衣物上有一道道蓝色的亮光,并伴有轻微的噼啪声响,这就是静电。静电对妊娠不利。无论春夏秋冬,孕妇不能贴身穿化纤内衣裤。

穿化纤内衣裤可导致产后少乳或者无乳。研究表明,化纤布中的化学纤维或者微小羊毛,可以通过胸罩或者内衣对乳头进行摩擦、压迫,然后逐渐进入乳腺管,使乳腺管堵塞,从而影响产后乳汁的分泌。

化纤内衣裤与干燥的皮肤相摩擦,可产生大量的静电荷。静电荷可以使人产生烦躁不安、失眠多梦等症状。对患有心脏病的孕妇,穿化纤内衣裤还容易引起其他问题而危及孕妇和胎儿。所以,切忌贴身穿化纤衣裤。

孕期由于代谢增强,皮脂腺分泌增多,应选择透气、保暖、吸汗的全棉内衣裤,款式要宽松、穿着要舒适。

孕妇的腹部是重点保护部位,一定不能让它受一点点委屈。所以,为了不妨碍血液循环,即使是怀孕初期,孕妇也不要选择三角紧身内裤、有收腹功能的内裤和腰部、大腿根相对较紧的内裤。可选择上口较低的迷你内裤或上口较高的大内裤,最好有一定的弹性,伸缩自如,以适应不断变大的腹部。

怀孕中期,有的妈妈开始腿肿脚肿,如果在不冷不热的时节,不妨穿孕妇裙,同时配一双弹力长筒袜,因为弹力袜有消除疲劳、防止脚踝肿胀和静脉曲张的作用。

怀孕期间,由于白带分泌量增加,新陈代谢旺盛,衣服较易脏污,每天换洗内衣裤是绝对必要的。如果没有每天更换,很容易引起湿疹、乳腺炎、膀胱炎、肾盂肾炎等疾病。初乳泌出后须用干净的纱布覆盖乳房,以保护乳头的清洁。

误区 孕妇戴乳罩紧点无害处

孕期乳房会变得比怀孕前大，为了防止乳房下垂，应该选择一款大小合适、罩窝较深、底部带硬托支撑的胸罩。胸罩的两条肩带要宽一点，以防双肩有紧绷感。

青年女性每只乳房重 100～200 克。隆起的乳房不仅是女性体态美的表现，而且是哺育新生命的"有功之臣"。妊娠后，由于内分泌激素的刺激，乳房中乳腺管增生，乳腺泡增多，乳房增大，重量增加。为了防止乳房下垂，孕妇白天应该戴乳罩，晚间松解，避免乳罩紧束压迫胸部。

戴乳罩有很多优点，它不仅支持和扶托乳房，有利于乳房血液循环及乳房增大，防止因局部血液循环壅滞而患乳腺疾病，还保护乳头，防止磨伤和碰疼，并且维持乳房美观，避免下垂，减轻在劳动和行走时乳房的振荡。就像秋、冬季出门戴口罩一样，可以防止冷风钻进肌肤，既可避免受凉感冒，又有保暖的作用。

戴乳罩应注意以下几点：①不用化纤的、不透气或不吸水的布做乳罩，以免发生湿疹。②用细软的棉布制作乳罩。③乳罩宁大勿小，有利于淋巴液的正常流通。④不要将乳罩放在洗衣桶中与其他衣物混洗。⑤每次更换乳罩前应该将内侧绒尘拂尽，以防内衣纤维堵塞乳管致产后缺乳。

误区 妊娠后期用松紧度强的束腰带没 关系

一般认为，妊娠后期应避免使用松紧度太强的束腰带等，

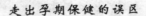

以免造成压迫感。事实上,在整个怀孕期间,孕妇所穿的内衣裤、束腰带、胸罩等衣物,都应避免束缚过紧,以免妨碍血液循环,造成水肿和静脉曲张。怀孕后因腹部逐渐膨胀,胸部也会膨大,最好穿着孕妇专用的内裤和胸罩。通常孕妇怀胎5个月时即可使用腹带。腹带的作用主要是支撑腹部重量,以减轻腹部下坠感,不会产生束缚感,有利于孕妇的行动。

误区 孕妇穿高跟鞋没关系

　　未怀孕的中青年妇女都喜爱穿高跟鞋,这样可使人挺胸抬头,精神饱满而风度翩翩。但是,妇女在怀孕后再穿高跟鞋就是一种错误,应当忍痛割爱一段时间,以保母子平安和有利于优生优育。首先,高跟鞋前低后高,穿着时会使身体向前的倾斜度变大,身体的重心也向前移。而怀孕以后,身体本身的重心也越来越向前移,惟有背向后仰才能保持平衡,此时如果再穿高跟鞋,势必使腰椎向前,胸椎往后,脊柱弯曲度增加,因而孕妇累上加累,腰酸背痛。第二,孕妇穿高跟鞋,身体过于前倾,也容易压迫腹部,不利于胎儿的血氧供应,会影响胎儿发育。第三,孕妇穿高跟鞋易使子宫下坠,膀胱受压,引起尿频和产后子宫脱垂,并会使骨盆倾斜,不利于分娩。第四,孕妇穿高跟鞋会使下腔静脉和股动脉受压而影响下肢的静脉血液回流,造成孕妇下肢水肿加重。第五,孕妇穿高跟鞋,会使全身的重量过多地集中在前脚掌上,造成脚趾关节过度背伸,容易引起脚弓消失,形成平足或足痛。第六,怀孕期间,因内分泌的改变使全身骨骼都会有不同程度的骨质疏松,身体各部位的肌肉、关节韧带和脚弓部也相应松弛。孕妇穿高跟鞋时行动颇为不便,容易摔倒,则可造成流产和早产。为了母子平安,孕妇不宜

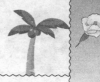

穿高跟鞋,尤其是怀孕 3 个月以上的妇女千万不要忘记这一点。孕妇宜穿用宽松的软底鞋,如布鞋、旅游鞋等。

冬天,孕妇穿的棉鞋最好宽松一些,因为在怀孕中后期孕妇的脚容易发生水肿,脚型发生变化,怀孕前的鞋子就显得很小。这个时期最好穿温暖舒适的布棉鞋,布棉鞋的弹性好,还可以适合多种脚型。

夏天穿坡型泡沫底凉鞋的人较多,这种凉鞋的弹性好,也比较适合脚的形状,但它存在的缺陷也很明显,即鞋底很滑,容易摔跤。因此,孕妇在选鞋时要注意选用防滑底的鞋,以免雨天或遇到水渍时被滑倒。

人们日常起居时喜欢穿拖鞋,因为它具有方便、柔软、有弹性等优点。孕妇的汗腺分泌旺盛,脚部的汗液多,容易形成汗脚,穿橡胶或塑料拖鞋时有可能引发皮炎,过敏体质的孕妇尤为明显,因此以薄布拖鞋为宜。

误区 孕妇久坐久站无大碍

下肢静脉曲张,主要发生在下肢皮下浅在的大静脉,其次是小静脉。妊娠的妇女下肢和外阴部静脉曲张是常见的现象,静脉曲张往往随着妊娠月份的增加而逐渐加重,越是妊娠晚期,静脉曲张越厉害,经产妇比初产妇更为常见而且严重。这是因为,妊娠时子宫和卵巢的血容量增加,以致下肢静脉回流受到影响;增大的子宫压迫盆腔内静脉,阻碍下肢静脉的血液回流。此外,如果孕妇久坐久站,势必加重下肢静脉的血液回流受阻,使静脉曲张更为严重。

静脉曲张是可以预防和减轻的。主要是孕妇在妊娠期要休息好。有些孕妇因工作或习惯经常久坐久站,就易出现下肢

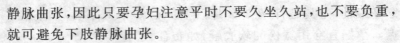

静脉曲张,因此只要孕妇注意平时不要久坐久站,也不要负重,就可避免下肢静脉曲张。

有的孕妇已经出现下肢或外阴部静脉曲张,如自觉下肢酸痛或肿胀,容易疲倦,小腿隐痛,踝部和足背有水肿出现,行动不便时更要注意休息,严重时需要卧床休息,用弹力绷带缠缚下肢,以防曲张的静脉结节破裂出血。一般在分娩后静脉曲张会自行消退。

误区 孕妇睡席梦思没害处

席梦思是近年来才风行起来的高级弹簧床,目前已成为许多年轻人新婚必备之物。一般人睡席梦思有柔软、舒适之感,但孕妇则不宜睡席梦思。

孕妇的脊柱较正常人腰部前屈更大,睡席梦思及其他高级沙发床后,会对腰椎产生严重影响。仰卧时,其脊柱呈弧形,使已经前屈的腰椎小关节摩擦增加;侧卧时,脊柱也向侧面弯曲。长此下去,使脊柱的位置失常,压迫神经,增加腰肌的负担,既不能消除疲劳,又不利于生理功能的发挥,并可引起腰痛。

人在入睡后,睡姿是经常变动的,一夜辗转反侧可达20~26次,辗转翻身有助于大脑皮质抑制的扩散,可以提高睡眠效果。然而,席梦思太软,孕妇深陷其中则不容易翻身。同时,孕妇仰卧时增大的子宫压迫腹主动脉及下腔静脉,导致子宫供血减少,对胎儿不利,甚至出现下肢、外阴部及直肠静脉曲张,有些人因此而患痔疮。右侧卧位时,上述压迫症状消失,但胎儿可压迫孕妇的右输尿管,易患肾盂肾炎。左侧卧位时上述弊处虽可避免,但可造成心脏受压,胃内容物排入肠道受阻,同样不利于孕妇健康。

因此,孕妇不宜睡席梦思。孕妇以睡棕绷床或硬床上铺 9 厘米厚的棉垫为宜,并注意枕头松软,高低适宜。

误区 孕妇长时间接触电脑没关系

电脑在给人们带来诸多好处的同时,也危害着人类的优生。孕妇长期接触电脑不利于胎儿的发育,易导致流产。电脑的终端是监视器,它的原理和电视机一样,基本构成部分是阴极射线管,当阴极射线管发射出的电子流撞击在荧光屏上时,即可转变成可见光。在这个过程中会产生对人体有害的 X 线,不过电脑终端监视器外面的玻璃罩可以大量吸收放射线,实际上人体所受到的射线照射量很小。但是人们发现,在电脑终端监视器周围还会产生低频电磁场,在体外实验中,这种电磁场可以在细胞膜水平上干扰细胞的代谢和增殖,从而影响胚胎的正常发育。调查结果显示,在长期使用电脑的妇女中,早期自然流产的发生率较高。另外,长时间以固定姿势坐在电脑前,将会影响孕妇的心血管系统及神经系统的功能,盆底肌和提肛肌也会因此而劳损,影响分娩的顺利进行。因此,妇女一旦怀孕,特别是在孕早期应尽量避免持续操作电脑。

日本电脑劳动与健康调查委员会对 250 名在从事电脑操作工作期间怀孕或生育的女性进行了一项调查,发现这些女性中有 18 人患妊娠高血压综合征,35 人流产,还有 67 人出现了早产和死胎等异常症状。电脑的显示装置使用的是高压静电,从荧光屏中释放的正离子会使操作者身体的代谢活动发生一系列的变化,降低了他们对疾病的抵抗力。长时间处于缺少负离子环境中的孕妇会感到头痛、气闷、沮丧和食欲降低,还可能发生早产或流产,甚至造成胎儿畸形或死亡。

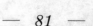

因此,为了防止或减少电脑对人体健康的危害,长期从事电脑操作的人员尤其是孕妇,必须穿戴能防电磁波的防护服;同时,要保持工作室的空气流通,可安装空气负离子发生器。在工作中,操作人员最好每隔 1 小时休息 15 分钟。此外,还要注意在饮食上多补充蛋白质、高维生素和磷脂类食品,以增强机体的抗辐射能力。处于准孕期和孕早期的妇女最好暂时离开电脑操作岗位,以免影响胎儿的正常发育。

据资料介绍,某市有一位寻呼员,1998 年 3 月怀孕,7 月份到医院检查时发现胎儿已死。另外,女寻呼员多有月经不调、自然流产的比例也比较高。这些情况可能都与长期受电磁辐射影响有直接关系,应该引起重视。

电磁辐射对人体的危害是多方面的,而胎儿特别容易受到其伤害。具体来说,1~3 个月为胚胎期,受到强电磁辐射可能造成肢体缺损或畸形;4~5 个月为胎儿形成期,电磁辐射可能引起智能损坏,甚至造成痴呆;6~10 个月为胎儿成长期,其主要后果则是免疫功能低下,出生后体质弱,抵抗力差。因此,对这一新的污染问题,如不予以高度重视,可能会危及下一代的健康成长。因此,让孕妇暂时离开电脑操作等视屏岗位。有条件的最好在怀孕的头 3 个月,即胎儿器官形成期暂时调离,仍在这一岗位工作的孕妇必须穿着特殊保护服装。在监视屏幕前工作的未婚、新婚女性和孕妇,也应该坚持穿着保护服。家庭也是电磁辐射较为集中的场所,故建议新婚妇女和孕妇远离微波炉、电视机和电脑等,必要时也可穿着屏蔽电磁辐射的防护服。

由于电脑及其机房有电磁辐射、噪声及光照不适,存在着电子设备的污染,有报道称电脑在工作时显示器发出的放射线,对植物细胞的分裂和繁殖有破坏作用,在妊娠早期对胚胎

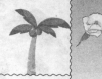

的微细结构有损害。因此,经常接触电脑的妇女,怀孕后最好不要上机,以减少电磁波给母婴带来的危害。如果怀孕 24 周后因工作需要仍在使用电脑,应与电脑保持一臂的距离,与他人操作的电脑保持两臂的距离。针对电脑操作的危害因素还要采取防护措施:

(1)电脑操作时,在其周围可存在电磁辐射,包括 X 线、紫外线、可见光、红外线和特高频、高频、中频及极低频电磁场,也有静电场。但它们发射的频度都很微弱,远低于我国及国际现行卫生标准要求的数值。电脑操作是否影响妊娠,现在还没有完全肯定的结论。但为了安全起见,从保障优生优育的观点出发,妇女在怀孕期间不宜长时间进行紧张的电脑操作。

(2)作业姿势不能固定不变,坐的时间不宜过长,以 30 分钟至 1 小时为宜。尤其是怀孕妇女更不能长坐不起,长时间固定坐位,有碍胎儿生长发育。适当休息,轻便活动十分重要。

(3)电脑操作室多数装有空调设备,缺少空气的自由交换。室内二氧化碳浓度往往偏高,空气中细菌总数超标的机会多,空气中负离子浓度偏低,正离子浓度相对增高,臭氧浓度极低,室内外温差大等,是引起电脑操作人员容易患感冒的主要原因,因此应保持电脑操作室环境的卫生,有适当的活动空间。定时换气、通风、保持空气新鲜,室内空气温度,夏季以 24℃～28℃为宜,不能过低;冬季气温以 19℃～22℃即可,不能过高。

误区 孕妇多看电视没关系

电视机作为教育和娱乐的工具,给现代生活带来了方便和美好的享受,但长时间沉迷于看电视之中,将对人体产生许多潜在的危害。中医学认为,久视伤血,久坐伤肉,久卧伤气,久行伤筋,久立伤骨。长时间坐在荧光屏前对健康不利,易引起电视病。

长时间看电视还会引起电视肥胖症,其原因有三,一是因为看电视不消耗体力,长时间活动减少,皮下脂肪堆积;二是有的人看电视时不加节制地吃高能量的零食,这也会使身体肥胖;三是电视节目中的食品广告有增加观众食欲的作用,并会为一饱口福而外出品尝。孕妇过分肥胖对优生优育不利。

久迷电视还会使人容易患感冒,因为长久呆坐在电视机前,户外活动的时间减少,不能接受阳光的沐浴,不能呼吸到新鲜空气,还会使人的血液运行不畅,躯体活动不灵,不能适应室外环境,从而削弱抵抗疾病的能力。加上电视机开启后,电视机的显像管可放射出多种射线,虽然其含量低微对健康人无不良影响,而对孕妇则会降低机体的抵抗力。看电视时,电视机周围会产生高压静电,从荧光屏中释放出大量的阳离子,与室内空气中的阴离子相互撞击结合,使室内阴离子缺乏,进而影响机体的新陈代谢,降低机体的免疫力,从而容易引起感冒。

孕妇不宜过多看电视,长时间坐在电视荧光屏前会受到伤害。国外曾经有人对10 000多名每周使用显像装置超过20多小时的办公室人员进行调查,发现这些工作人员在健康方面出现的问题比一般人增加2倍多,特别是其中的孕妇出现不良反应的高达90%以上。此外,研究人员对27名在荧光屏前工作的孕妇进行观察,发现其中有14人发生流产、1人早产、3人生下畸形儿。由此可见,孕妇尤其是妊娠早期对荧光屏发出的射线是敏感的,切不可低估看电视对孕妇的危害。

一些孕妇喜欢躺着看电视,这有损于视力。人躺着的时候,大脑的血液供应远不如坐着或站着时充足,躺着时眼睛无论仰视或侧视,都与电视机屏幕的距离角度偏斜,使眼睛的晶状体过度调节,容易导致近视,并容易导致思维和记忆力减退,引起失眠、神经衰弱和腰酸背痛等不良的后果。看电视的暗环境中,需要依靠视网膜杆状细胞中的视紫红质来维持暗视能力,每看 1 小时电视所消耗的视紫红质需要休息 30 分钟才能恢复。长时间看电视会严重消耗视紫红质,使视力明显下降,甚至造成视网膜萎缩。

偶尔看看电视的孕妇在看完后应该洗脸,因为电视机工作时,机内电子束会不断轰击荧光屏,使荧光屏的表面及其附近产生大量的静电荷。静电荷对空气中的灰尘有明显的吸收作用。飘浮在空气中的灰尘微粒含有大量的微生物和变态粒子,它们会黏附在人的面部,如不及时祛除,易使面部长出斑疹。孕妇看电视要有节制,看的过程中可以活动活动。使用电视机时应将其置于和看者的视线平行或稍低的位置,并注意亮度适中,光线柔和,色彩不必太浓。还可以多吃一些富含维生素 A 的食物,如胡萝卜、豆制品、水果等,以对抗因视紫红质合成减少而导致的视力减退。

误区 孕妇用风油精无大碍

夏天孕妇容易受蚊虫叮咬的原因在于,孕妇在妊娠后期呼气量比非孕妇大 21% 左右,呼出的潮湿气体与二氧化碳对蚊子具有相当大的吸引力。此外,孕妇腹部温度相对于非妊娠妇女要高,腹部温度越高,皮肤表面所散发的挥发性物质就越多,这种由皮肤细菌产生的化学信号很容易被吸血蚊子嗅到而成为叮咬目标。

　　孕妇被蚊子叮咬以后最好不用风油精,风油精的主要成分之一是樟脑,它对中枢神经有兴奋作用,过量吸收有害健康。樟脑可以穿过胎盘进入羊膜腔内。孕妇如果经常使用风油精容易引起流产,尤其是怀孕的前 5 个月内,如果使用较多的樟脑制品,会导致胎儿死亡。孕妇被蚊子叮咬后可抹一点苯海拉明药膏,也可抹苯海拉明针剂,或将药片化水涂抹。反复涂抹后,一般次日可消肿。

误区　孕妇用蚊香没关系

　　蚊香燃烧的烟里含有超细微粒,一盘蚊香释放出的微粒与烧 4~6 包香烟的量相同。而蚊香燃烧的烟里所含的超细微粒一旦被人们吸进肺里,短期内可能引发哮喘,出现呼吸困难、头痛、眼睛痛、窒息、反胃等现象。

　　看来,使用蚊香还是应当小心一点。用蚊香驱蚊,最好把蚊香放在通风口,并且一次用小半盘就够了,不要一大盘点到天亮。在接触蚊香后要赶紧洗手,避免蚊香的成分残留在手上。使用蚊香的最佳时间是晚上 7 时左右。但使用时要注意,和蚊香"交战"多年的蚊子已有一定的抗药性,而现在蚊香中的有效成分又比过去有所增加,所以孕妇最好不要用蚊香。蚊香等化学品内的一些有机污染物还可能会影响胎儿的智力发育,容易使大脑神经系统出现障碍。最好的办法是用蚊帐。如果蚊子叮咬实在厉害,可适当补充一点复合维生素 B。另外,由于孕妇摄入的营养比较丰富,爱吃肉的孕妇被蚊虫叮咬后,皮肤反应比较重,红肿得比较厉害,多吃水果和蔬菜,可以减轻这种反应。

误区 孕妇经常接触洗涤剂没关系

洗涤剂中的一些化学物质能使受精卵变性坏死,受孕早期的孕妇如果过多地接触洗衣粉、洗洁精、洗发膏等各种洗涤剂,可通过透皮吸收,使洗涤剂在体内逐渐蓄积,洗涤剂中微量的化学物质即有可能造成流产。

误区 孕妇做增加腹压的动作不要紧

怀孕期间要避免搬运重物,否则下腹部和腰部因过分用力增加腹压而引起子宫充血,甚至造成流产和早产的不幸现象。还有,不可踮脚拿取高处的物品,这是非常危险的姿势,稍微不稳则会前倾或后倒,所以不能勉强自己做一些危险动作。此外,需避免长时间蹲着,尤其家中的卫生间里如果使用蹲式马桶,则最好改为坐便器,以方便孕妇使用。

误区 妊娠末期应早早休息待产

由于对未出世的宝宝过分重视,因此家人会对孕妇进行过度保护,其中突出的就是孕妇刚到妊娠 7~8 个月时,就让她提前离开工作岗位在家休息,等待分娩,认为这是在保护孕妇及其腹中的胎儿,有利于她们母子平安,也利于将来能顺利分娩,其实这是一种误解。孕妇若过早地休息,停止正常活动,不仅对分娩无益,反而害处增大。

因为孕妇过早休息,活动量过少,产生了惰性,容易引起足月后迟迟不生。过期妊娠害处很多,常见的有胎盘退化。胎盘功能自然退化,使胎儿营养供应不足,导致胎儿缺氧,容易发生胎儿宫内窘迫和颅神经受损。由于供氧受限,羊膜的分泌功能降低,羊水量减少,易造成分娩困难和胎儿窒息。过期出生的新生儿身上脂质减少,皮下脂肪变薄,皮肤出现皱褶,像个小老人。另外,过期胎儿比较大,颅骨也硬,颅缝变窄,临产胎头不易适应产道的变化而增加了分娩的难度,致使母婴遭遇损伤的机会较正常产多且严重。

另外,休息过早还会削弱孕妇的体力,甚至会影响以后分娩时的产力,而产力是保障正常分娩的主要因素之一;如若减弱,势必容易引起滞产,甚至发生难产。调查表明,那些一直到分娩前都照常干活的劳动妇女,她们的平均产程比非劳动妇女要短,顺利分娩率比过早休息的要高得多。

那么,究竟什么时候停止正常工作,开始休息呢?这就要区别情况,如果产前检查一切正常,所从事的又不是重体力或环境恶劣或条件差的工作,则可以到预产期前1周左右再停止工作,在家休息待产,甚至也可以照常工作直至预产期。若工作较轻,即使工作出现临产征兆也不为晚。但是,孕妇若患有较严重的疾病,或产前检查发现明显异常,或有重要妊娠并发症,则应提前休息,或听医师的意见。

误区 孕妇接触农药不要紧

农药种类繁多,包括杀虫剂、除草剂、植物生长调节剂等。许多人对误服农药引起的急性中毒比较重视,但对长期接触农药受污染引起的慢性危害却缺乏足够认识和警惕。研究表明,孕妇接触农药对优生优育是有害的。农药可通过食物经口食入,通过呼吸吸入,或通过皮肤接触吸收入体内。农药进入孕

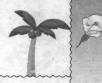

妇体内后,可通过胎盘进入胎儿体内,危害正在发育中的胚胎,使胎儿生长发育迟缓,造成先天畸形、智力低下,严重的可使胎儿发育完全停止,发生流产、早产和死胎。

我国专家对某地区 176 名孕妇做 B 超检查,发现无脑儿 6 例,占 3.4%,这些怀无脑儿的孕妇,与她们孕前、孕后直接接触高毒性农药有关。为了避免农药对胎儿的危害,孕妇切忌接触农药。家庭中的农药不要乱放。粉剂农药包装要严密,防止被风吹散污染环境;液体农药要盖好瓶盖,以免挥发。刚用过农药的地方孕妇不宜久留,以防止吸入残留农药的药粉。孕妇在孕期最好避免接触农药,居室和庭院不要喷洒杀虫剂,更不要从事喷洒农药的劳动。另外,对蔬菜、瓜果上残留的农药一定要洗干净,水果最好削皮吃,蔬菜宜炒熟再吃。这些方法均能减少农药的摄入,使腹中胎儿正常发育。

误区 孕妇常接近汽车尾气无大碍

汽油是现代交通工具的主要动力之一,比如汽车、摩托车、飞机等,有些生产用机械也采用汽油操作。这些航空汽油、车用汽油和溶剂汽油对人体的危害都较大,因这些动力汽油为了防震防爆,都加入了一定量的四乙基铅,故又称为乙基汽油。乙基汽油燃烧时,四乙基铅即分解,放出铅,随废气排入大气中,人通过呼吸吸入体内的铅会在血液中积累,进而对人体包括孕妇腹中的胎儿产生危害,可引起铅中毒和胎儿先天性发育畸形。尤其是胎儿由于抵抗力不足,受害更大,因此孕妇忌闻汽油味。倘若由于用嘴吸入汽油或手上黏有汽油误入口中,则会通过消化道吸收而引起严重中毒。因此,孕妇不宜从事生产、配制或保管四乙基铅、乙基溶液和乙基汽油的工作。如果

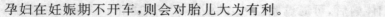

孕妇在妊娠期不开车,则会对胎儿大为有利。

在 20 世纪 40 年代,美国第三大城市洛杉矶的上空出现了一种浅蓝色烟雾。这种烟雾不仅使人们看不清远处的景物,同时出现眼睛流泪、咽喉疼痛、呼吸困难,有的人甚至会呕吐。有些植物的叶片变黄、枯萎,樟脑也会发生开裂现象。这类烟雾通常发生在相对湿度比较低的夏季晴天,每当正午过后的一段时间内最为严重,到了夜间就逐渐减弱或者消失了。这种状况引起了科学家们的注意。在经过大量的现场调查和科学研究之后,他们发现这种烟雾原来是排入大气的污染气体,如氮氧化物和碳氢化合物等,在阳光紫外线的照射下发生一系列的光化学反应后形成的,这种烟雾被称为光化学烟雾。这些化学烟雾主要是由汽车排放的尾气造成的。一般说来,一辆汽车平均每天要排放 3 千克一氧化碳,0.2～0.4 千克碳氢化合物和 0.05～0.15 千克氮氧化物。当时,洛杉矶拥有 250 万辆汽车,每天大约消耗汽油 11 000 吨,所以仅汽车尾气就排出碳氢化合物达 1 000 多吨,氮氧化物 300～400 吨,一氧化碳 7 000 多吨。这些尾气在强光的作用下,就形成了光化学烟雾。

汽车直接排放出来的一次污染物和由它们形成的二次污染物——光化学烟雾会给孕妇的健康产生什么后果呢?当光化学氧化剂的浓度过高而达到一定浓度时,可使孕妇和其他健康人患眼痛病,还可导致红眼病和咽喉痛。污染严重时可使孕妇患气管炎,引起咳嗽。长期不断的阵咳容易使习惯性流产的孕妇流产。有害物质吸入过多,对胎儿的生长发育不利,易造成胎儿宫内发育迟缓,出生婴儿体重低。另外,由于汽车排出的黑烟中含有较多的多环芳烃致癌物,能够引起癌症。随着城市的现代化,交通工具不断更新,汽车、各种机动车越来越多。

特别是目前我国汽车工业在燃料质量和燃烧效率等方面存在许多亟待解决的问题,排放尾气的总量和污染物含量均超过了发达国家。因此,应该引起孕妇的重视,在尽可能的情况下远离这些污染环境,少去交通拥挤的市中心,尽量不要尾随汽车后行走,尽量避开吸入烟雾。冬季外出时可以戴上口罩。有条件的,应该去郊外多呼吸些新鲜空气,这对孕妇及胎儿的健康非常有益。

误区 孕期美容无须顾忌

爱美是女人的天性,孕妇自然也不会例外。怀孕期间的女性普遍都会注意仪容整洁,有的还特别注重美容护肤。但由于孕妇特殊的生理状况,在美容护肤时有很多地方需要特别留意。

香薰治疗虽然是近年比较流行的美容疗法,怀孕 1～3 个月的孕妇是绝对禁忌的,即使怀孕 3 个月后要使用香薰油也应小心选择。柠檬、薄荷、柑橘、檀香木等香薰油可于怀孕 12 周后使用,而玫瑰、茉莉、熏衣草则适合怀孕 16 周以上者使用。

电疗虽能有效地清除体毛,却不是孕妇应采用的方法。怀孕期间,女性的毛发会受激素影响而暂时加快生长速度和增加数量,所以用电疗的方法清除体毛效果并不理想,反而令孕妇更加烦躁,对胎儿也有不利影响。

面部护理可令人容光焕发,但孕妇在享受这种美容服务时却要避免采用电流护理的方式,因为电流会流遍全身,可能对胎儿造成伤害。

按摩虽能使孕妇松弛,舒缓怀孕的不适。不过,足部反射疗法和压点按摩则在禁忌范围。

桑拿是孕妇绝对禁忌的美容项目,因为超过 53℃ 的高温会增加孕妇流产的机会。

误区 孕妇使用指甲油没关系

研究表明,过去几十年全球男性精子数量的减少可能与轻工业中广泛用作软化剂的化学品邻苯二甲酸酯有关。这种物质广泛存在于化妆品、儿童玩具、食品包装中,如果其含量超标会对人体健康产生很大危害。那么,到底这是一种什么物质,会对人体造成哪些危害呢?

邻苯二甲酸酯是一类能起到软化作用的化学品。它被普遍应用于玩具、食品包装材料、医用血袋和胶管、乙烯地板和壁纸、清洁剂、润滑油、个人护理用品,如指甲油、头发喷雾剂、香皂和洗发液等数百种产品中。研究表明,邻苯二甲酸酯在人体和动物体内发挥着类似雌激素的作用,可干扰内分泌,使男子精液量和精子数量减少,精子运动能力低下,精子形态异常,严重的会导致睾丸癌,是造成男子生殖问题的罪魁祸首。

在化妆品中,指甲油的邻苯二甲酸酯含量最高,很多化妆品的芳香成分也含有该物质。化妆品中的这种物质会通过女性的呼吸系统和皮肤进入体内,如果过多使用会增加女性患乳腺癌的概率,还会危害到她们未来生育的男婴的生殖系统。

误区 孕妇各种化妆品都可以使用

每个女性都希望自己在各个时期都是美丽的,而恰当地化妆来修饰自己,通常会令女性看起来更加完美和自信。怀孕是女性的特殊生理阶段,这时的女性常常会因为身体状况的变

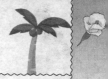

化,而变得敏感、身体抵抗力下降,而且孕期特别忌讳接触有害的化学物品。这时孕妇应禁忌哪些化妆品呢?

(1)染发剂:据调查,染发剂不仅会引起皮肤癌,而且还会引起乳腺癌,导致胎儿畸形。所以,孕妇不宜使用染发剂。

(2)冷烫精:据研究,妇女怀孕后,不但头发非常脆弱,而且极易脱落。若是再用化学冷烫精烫发,更会加剧头发脱落。此外,化学冷烫精还会影响孕妇体内胎儿的正常生长发育,少数妇女还会对其产生变态反应。因此,孕妇也不宜使用化学冷烫精。

(3)口红:口红是由各种油脂、蜡质、颜料和香料等成分组成。其中油脂通常采用羊毛脂,羊毛脂除了会吸附空气中各种对人体有害的重金属微量元素,还可能吸附大肠杆菌进入胎儿体内,而且还有一定的渗透性。孕妇涂抹口红以后,空气中的一些有害物质就容易被吸附在嘴唇上,并随着唾液侵入体内,使孕妇腹中的胎儿受害。因此,孕妇最好不涂口红,尤其是不要长期涂口红。此外,有些化妆品的质量令人担忧。经检验发现,部分化妆品含有铅、汞、砷等对人体有害的元素,不少黑发乳和染发水一类的化妆品含有高量的铅,有一部分还含有高量的铜,而且部分化妆品含有相当惊人数量的细菌。尤其是大部分化妆品未经有关部门进行安全性的试验。因此,请孕妇当心化妆品对自身健康和子孙后代的危害。

上述几种化妆品在怀孕期间,最好避免使用。但是,怀孕时期的皮肤仍然需要保护,因此高质量的滋润保湿产品、防晒用品,预防和减轻妊娠纹的身体滋润乳剂还是可以用的。

误区 孕妇过度减肥无害处

　　一般来说,整个孕期孕妇的体重只需增加 12 千克左右,前4 个月基本不增重,之后每周增重也不要超过 500 克。这样,几乎前 8 个月,身体都是轻盈、活动自如的,而且由于徐徐渐进地增重,皮肤不会被过度增长的脂肪拉伤而产生难看的妊娠纹。早晚跳上磅秤,将体重记在随身日历上,仔细认真对待,身材可是美丽的关键所在啊。

　　现今由于饮食不当,缺乏健康知识,肥胖的人越来越多。于是,减肥兴起。而孕妇减肥则会殃及胎儿。某医院妇产科收治一位早产孕妇,胎儿不到 1 200 克,呼吸困难,心力衰竭,经抢救无效夭折。其原因就是因为孕妇服用了减肥药。

　　据美国全国健康状况统计中心对 1 600 名产妇的研究结果表明,孕妇产前体重递增达到 16 千克最好。体重增加到 12～15 千克的孕妇,分娩时死胎率只有 3.8％;而体重增加少于 7千克的孕妇,死胎率则为 10.5％。孕妇体重增加越少,死胎、早产的危险性越大,出生的婴儿体重就越轻,且身体差、疾病多。反之,体重增加得多,婴儿就健康。因此,孕妇不宜盲目加入“减肥大军”。

　　妇女怀孕以后,随着妊娠日期的增加而体重也增加是很正常的,一般不属于肥胖,也用不着减肥。孕妇增加的重量其个体差异较大。除胎儿、胎盘、羊水、子宫、乳腺及母亲血容量等增加外,母亲的脂肪储存亦有所增加。这是储备能量为顺利分娩做准备,这种脂肪是万万不可减掉的。整个孕期应平均增加10～12 千克体重,如果超过这个水平,特别是孕期每周体重增加超过 0.5 千克以上时,即使孕妇无明显水肿,也应到医院诊

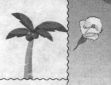

治,但仍不可擅自使用减肥药物。

胎儿在母亲体内是非常需要营养的,而任何减肥方法都可能使营养丢失,特别是药物减肥。药物减肥,一方面是对大脑的饮食中枢造成一定抑制作用,另一方面是通过一些缓泻剂使多余的水分和脂肪排出体外,从而达到减肥的效果,这些都可能造成营养不足。如果饮食中枢过于抑制,则容易导致厌食症的发生,严重影响孕妇对营养的吸收,从而导致胎儿的营养危机。再者,一般减肥药物都不是针对孕妇配制的,也没有考虑到对胎儿是否有影响。一旦对胎儿有不良反应,其后果难以预测,很有可能导致早产儿、畸形儿或有先天性疾病的胎儿发生。其实孕妇过于肥胖,适当地控制饮食也是可以的,但关键是要活动。以前有人怕伤了胎气而不主张活动的观点是错误的,多活动不但可以减轻肥胖,而且对减轻分娩时的痛苦也是大有好处的。

误区　孕妇用祛斑霜不要紧

女性怀孕期间,应当警惕一些化妆品对胎儿造成的伤害。特别是某些祛斑产品,由于其中含汞量较多,因而对胎儿影响极大。

汞是对人体健康有危害的一种重金属,由于汞的某些化合物具有增白美容效果,一些不法商人便将其用于祛斑美白化妆品中,以迷惑消费者,牟取暴利。但这些产品的美白祛斑效果都是暂时的,且对皮肤的伤害也很大,长期使用含汞化妆品对人的神经、消化、泌尿等系统有严重危害。

另外,妇女怀孕时由于体内激素和内分泌的变化,也会使脸上斑点的色素加深或长出斑点。选用祛斑产品一定要看包

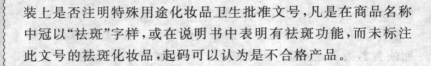

装上是否注明特殊用途化妆品卫生批准文号,凡是在商品名称中冠以"祛斑"字样,或在说明书中表明有祛斑功能,而未标注此文号的祛斑化妆品,起码可以认为是不合格产品。

误区 孕妇戴隐形眼镜无大碍

现代女性无疑是很爱美的,无论是孕前还是孕后,孕妇们对美的追求都不会改变。肥胖者依然渴望减肥,雀斑者依然忙着护肤,近视者依然要戴隐形眼镜。据统计资料显示,大约75%的女性配戴者是处于生育年龄层,但怀孕本身对这些隐形眼镜的配戴者而言会有很大的影响,甚至有潜在的危险性,如果疏于注意及防范,可能会使眼睛受到不可弥补的伤害。

许多曾配戴隐形眼镜的妇女都有过这样的经验:在怀孕期间,原先配戴很好的隐形眼镜会变得不易配戴,经常感觉不舒服,无法长时间配戴,甚至是无法适应,尤其是配戴硬式隐形眼镜时,这种情形更明显。为什么会有这种变化呢?这就要从怀孕这阶段对眼睛造成的影响谈起。

怀孕是女性一生中的大事,为了迎接小宝贝的来临,母体本身会有许多的改变,如内分泌激素、新陈代谢、血液、心脏血管及免疫功能等等,以提供给胎儿一个适当的生长环境。这些身体功能上的改变,也会对"灵魂之窗"造成生理上的影响。

因为隐形眼镜是配戴在眼睛前方的角膜上来校正屈光不正的,借着眨眼时的泪液交换,使得角膜得到氧气的供给并排除代谢的产物。所以,角膜的结构及泪液的质与量,都与隐形眼镜配戴的舒适与否有很大的关系,这些构造与功能在怀孕阶段都会受到影响。

怀孕阶段的平均体重可以增加约 11 千克,且体内多储存

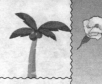

了约 6 500 毫升的水分。而角膜含有 70％ 的水分，所以它是眼球前半部受怀孕水分增加影响最大的一部分。根据研究指出，怀孕期间角膜的厚度平均增加约 3％，且越到怀孕末期，角膜厚度增加越明显。

另一方面，角膜的敏感度在怀孕期间却是降低的，这与角膜厚度的增加无关，却会影响角膜反射及保护眼球的功能，这种现象在产后 6～8 周可以恢复正常。角膜的弧度在怀孕期间也会有些改变，且在怀孕末期更明显，根据研究报道，角膜弧度在怀孕期间会变得比较凸，而使得屈光检查有 0.25～1.25 屈光度的改变。角膜弧度的改变会使得原先配戴合适的隐形眼镜变得不合适。

正常眼睛有一层泪液膜，覆盖在角膜及结膜之前，这层膜由内而外又分为黏液素层、水液层及油脂层。黏液素层由结膜杯状细胞所分泌，主要将角膜上皮细胞由亲脂性变成亲水性，使得水液层能均匀分布在眼球表面。而中间的水液层由泪腺及副泪腺分泌，占了泪液膜的绝大部分，主要功能有提供眼球平滑的表面、供给角膜上皮细胞氧气、杀菌作用及清除代谢产物。

最表层的油脂层由眼睑脂睑板腺所分泌，主要功能是延缓水液层的蒸发及增加泪液膜的表面张力。怀孕会影响泪液膜的质与量，在怀孕末期约有 80％ 的妇女泪液的分泌量是减少的（主要是水液层分泌不足）。由于结膜杯状细胞受怀孕期间激素的影响而减少，会导致黏液素层分泌减少，使得泪液膜的均匀分布受破坏。

怀孕期间眼睑的水肿导致眼睑发炎，破坏油脂层的分泌，使得泪液膜中的水液层更易蒸发。所以，泪液膜量的减少及质的不稳定，容易造成干眼的症状，影响隐形眼镜的配戴。

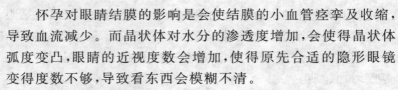

怀孕对眼睛结膜的影响是会使结膜的小血管痉挛及收缩，导致血流减少。而晶状体对水分的渗透度增加，会使得晶状体弧度变凸，眼睛的近视度数会增加，使得原先合适的隐形眼镜变得度数不够，导致看东西会模糊不清。

约有 30% 的孕妇遇到配戴隐形眼镜的问题，这些问题最主要是配戴隐形眼镜不舒服（尤其是硬式隐形眼镜），其他如觉得隐形眼镜表面油腻程度增加（主要是黏液的堆积），时常感觉隐形眼镜的存在，配戴时间比平常缩短等，这些困扰与怀孕期间泪液层的改变，以至于眼球表面的湿润不足有很大的关系。

或许有人会担心，怀孕期间体内水分增加会不会导致眼压的升高，其实水分的增加，并不会导致眼压升高，但隐形眼镜族有大部分是属于高度近视，本身即有高眼压的危险。所幸在怀孕期间眼压是比平常还低，可能与房水排出效率增加有关，所以已罹患青光眼的患者在怀孕期间病情会有改善。也由于此一发现，使得研究治疗青光眼药物的焦点放在怀孕期间激素的作用上，目前已有新药上市。

怀孕期间应该如何避免隐形眼镜对眼睛造成伤害呢？因为怀孕期间角膜水肿、厚度增加且泪液分泌减少，使得眼球表面不适合隐形眼镜的配戴，所以在怀孕期间要减少隐形眼镜的配戴次数及时间，尤其是怀孕最后 3 个月，最好不要戴隐形眼镜而改戴普通眼镜。

如果平时配戴有框的普通眼镜，在怀孕期间不宜改戴隐形眼镜，因为角膜的改变会使得配戴的困难度增加而更难以适应。如果原先配戴的隐形眼镜没有不适，则孕早期仍可继续配戴，不过最好要减少配戴的时间，但要注意清洁。

此外，因角膜敏感度降低，所以有时角膜有轻微损伤或感染不易察觉，如果继续配戴会有角膜溃疡之危险，所以最好能

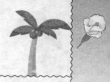

定时做眼睛角膜、结膜的检查，以防万一。

怀孕期间不宜配戴隐形眼镜，有些高度近视的妇女认为不戴隐形眼镜又不能适应有框的厚重眼镜，那么激光手术或许是另一种解决高度近视的方法。值得注意的是怀孕期间由于角膜的改变与平时不同，所以不适合做激光手术；而且激光手术后角膜的复原可能需要几个月的时间，所以如果有考虑做手术的妇女，要将是否预备怀孕生育的时间考虑在内。

如果育龄妇女发现原先配戴适宜的隐形眼镜突然变得不太适应，而眼球本身又没有异状，说不定你是怀孕了，赶紧去医院查一查尿，做一做妊娠试验吧！

误区 孕妇长时间仰卧没关系

孕妇睡姿关系胎儿生长，一般人睡觉姿势可以随意采用侧卧或仰卧都无问题，但是孕妇到了妊娠中后期，则以侧卧为好，仰卧对孕妇和胎儿都没有好处。

妊娠早期子宫增大不明显，体位对胎儿的影响不大。妊娠5个月后，子宫的重量、容积显著增大，子宫与周围脏器、血管的毗邻关系也发生了变化，特别是妊娠7个月后，孕妇自身体重和胎儿体重的增加，其妊娠负荷已从妊娠的黄金季节（4～6个月）走向了含辛茹苦的妊娠后期，这时期的体位可直接影响子宫的血流量，尤其是仰卧位会对孕妇及胎儿产生一系列不利影响。仰卧时，增大的子宫压迫腹动脉，使子宫动脉的压力降低而影响子宫供血，从而使胎盘的供血减少，子宫血流量不足，使缺血的胎盘释放出大量的肾素，肾素进入母体血液循环，可导致动脉压增高，易发生和加重妊娠高血压综合征。

孕妇最佳的睡眠姿势是左侧卧位，尤其是妊娠后期，因为左侧卧位可减少妊娠子宫对主动脉、髂动脉的压迫,使之维持正常的张力,保证胎盘的血液灌注量,使孕妇不易发生下肢水肿、下肢静脉曲张和胎儿发育不良等病症。如果孕妇长时间左侧卧位有困难,平卧时可在右侧臀部垫以毛毯、枕头或棉被等,使骨盆向左倾斜,同样也能起到左侧卧位的效果。

误区 孕妇经常接触油烟不要紧

有关研究表明,粉尘、有毒气体密度最大的地方不是在工厂、街道,而是在生活中天天都离不开的厨房里。因为煤气或液化气的成分均很复杂,燃烧后在空气中会产生多种对人体极为有害的气体,尤其是对孕妇的危害更是"雪上加霜",其中放出的二氧化碳、二氧化硫、二氧化氮、一氧化碳等有害气体,要比室外空气中的浓度高出好多倍,加之煎炒食物时产生的油烟,使得厨房被污染得更加严重。

更为有害的是,在同时释放的粉尘和煤烟中均含有强烈的致癌物——苯并芘。如果厨房通风不良,使这些有害气体的浓度更为升高,如二氧化碳的浓度超过国家标准的 5 倍,氮氧化物的浓度超过 14 倍,尤其是苯并芘的浓度大大高于国家标准。当孕妇把这些大量有害气体吸入体内时,通过呼吸道便进入到血液之中,然后通过胎盘屏障进入到胎儿的组织和器官内,使胎儿的正常生长发育受到干扰和影响。

孕妇最好少入厨房,如果需要去,一定要尽量减少停留时间。可在厨房中安置排油烟机或排风扇,让厨房保持良好的通风,也可适当多使用电炊具。

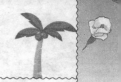

误区 孕妇忽视嘴唇卫生是小事

空气中不仅有大量的尘埃，而且还混杂不少的有毒物质，如铅、氮、硫等元素。它们落在孕妇身上、脸上的同时，也会落在嘴唇上，然而很多孕妇在外面的时候，通常都很注意不随便用手拿东西吃，或从外面一回到家，就马上去洗手。

可是，很少想到嘴唇也同样应该做到卫生，经常在没有清洁嘴唇的情况下喝水、吃东西，或时不时地总去舔嘴唇，殊不知这样做是很有害处的。因为，空气飘尘中的很多化学有害物质，以及病原微生物会落在孕妇的嘴唇上，它们一旦进入孕妇的体内，要比其他人更为有害，因为孕妇身体里还有个对有害物质十分敏感的胎儿，会使胎儿因此而无辜受害，引起一些不应该发生的问题，如引起胎儿组织器官畸形等。

外出时，最好在嘴唇上涂上能阻挡有害物的护唇膏。如果要喝水或吃东西，一定要先用清洁湿巾擦拭干净嘴唇。回到家后，洗手的同时别忘了清洗嘴唇。

误区 孕妇打电话不注意话筒消毒无大碍

现有资料显示，黏附在电话机上的细菌和病毒有 480 种以上，尤其是使用率高的公用电话机所黏附的细菌和病毒更多。因为人们打电话时，随着喷到话筒上的唾液，将口腔中潜藏的病菌送到话筒上，尤其是有人打电话时声嘶力竭地大声喊叫，很多疾病最容易通过电话机来传播。

然而，孕妇天天在外或在家中使用电话机时，却很少想到这个问题。由于忽视了这个问题，有的孕妇在打电话时，讲话时总是离话筒很近,有时还一边打电话一边吃东西。很多孕妇打完了电话也不去洗手,然后又去摸别的东西,包括自己的身体。这样,常年积累在电话机上的病毒就会浩浩荡荡地进入孕妇的口腔和鼻孔中,并在此进行生长繁殖。

然后,再通过这些部位的黏膜和一些微小的伤口等,大摇大摆地进入人体,从而引起多种不良结局,如上呼吸道感染、胎儿生长发育不良、流产、早产等。

孕妇尽量不要用外面的公用电话机,不得已使用时,讲话时尽量与话筒保持远一点的距离,只要对方能听见即可,并在使用后马上洗手。对于固定使用的办公电话机及家庭电话机,要经常消毒处理。

消毒方法通常有两种,较为快捷省事的方法是用电话消毒膜(片)来消毒,因为使用时只需要将消毒膜(片)粘贴在送话器上即可。市售的电话消毒膜(片),一般是由过氧戊二酸、洗必泰、高氯酸钠等消毒剂配制而成,通常根据消毒剂类型的不同,可保持 1～3 个月,对电话机无腐蚀性,也不妨碍传话,具有良好的除臭作用和芳香气味。如果没有这种消毒膜(片),可选用 0.2% 洗必泰溶液对电话机进行擦拭消毒,这种消毒溶液可以杀灭电话机上 98% 的细菌和病毒,消毒效果可以保持 10 天左右。

此外,也可用 75% 的酒精棉球来擦拭电话机的外壳部分。但由于酒精容易挥发,消毒效果比较短暂,所以应当经常进行擦拭。

误区 孕妇经常去闹市区散步没关系

散步是一项很适宜孕妇的运动,它温和、安全,既能观赏自

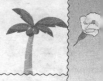

然景色,又可解除对分娩的各种担心,还可增强孕妇的体质。因此,对于妊娠末期的孕妇不失为一种最佳的保健方法。然而,散步需注意选择合适的地方。

很多孕妇喜欢在闹市区的马路上散步,觉得这里很热闹,但往往此处机动车辆密集,排出的尾气中含有大量的一氧化碳、铅、氮和硫的氧化物。一氧化碳与人体红细胞中的血红蛋白牢固结合,引起全身不适、肌肉酸软及头晕目眩等;特别是尾气中的铅被吸收到孕妇血液后,可以通过胎盘屏障进入胎儿体内,影响大脑的发育;另外,在距离地面3～5米的空气中,还有肉眼看不到的粉尘颗粒,里面含有有毒的元素及物质,会影响造血和泌尿功能,因此孕妇不宜去闹市区散步。

孕妇应多在幽静的绿荫道上散步,有条件者最好经常置身于大森林中做"森林浴",因为这里的空气特别新鲜,含尘量要比闹市区低30％以下,噪声也低20分贝以上。这样,既可使孕妇的精神得到放松,又可得到充足的"空气维生素"——空气负离子,从而祛病健身,还可使心情变得舒缓、平静,对腹中的胎儿生长发育十分有利。

误区 孕妇经常半夜入睡是小事

有些孕妇在怀孕前,因工作或娱乐的缘故常常在半夜时分才上床睡觉,以致怀孕后一时还难以改掉这个长久以来形成的习惯。然而,这样做既损害孕妇的健康,又对腹中的宝宝不利。因为,孕妇经常半夜才睡觉,会打乱人体生物钟的节律,使只有在夜间才分泌生长激素的垂体前叶功能发生紊乱,从而影响胎儿的生长发育,严重时会导致生长发育停滞。同时,孕妇也会因大脑休息不足而引起脑组织过劳,使脑血管长时间处于紧张状态,出现头痛、失眠、烦躁等不适症状,还有可能诱发妊娠高血压综合征。

　　孕妇应在每天晚上 10 时左右,先用温热水浸泡双足 20 分钟左右,然后喝一杯牛奶后就准备上床,以促进自己尽快入睡。这样便可逐渐改掉半夜才入睡的不良习惯,建立起身体生物钟的正常节律。

误区　孕期绝不可过性生活

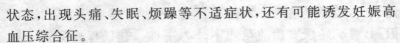

　　这是许多孕妇的疑问,甚至担心会影响胎儿的健康而只好禁欲。其实只要谨记正确的性姿势与性技巧,一样可以安全地享受鱼水之欢。

　　妊娠期间,夫妻采取男上女下的性交姿势易造成早期破水,发生概率为其他性姿势的 2 倍。因此,避免挤压孕妇隆起的腹部是很重要的原则。性交次数多寡与早产无绝对关联性,即使妊娠周数已 36 周也无太大影响,也就是说,性行为次数多,不一定容易流产或早产,只要孕妇体力许可,夫妻协调好,次数可自行决定;至于激烈程度,有无达到性高潮,并不会伤害胎儿。一般人担心性行为影响胎儿健康,造成早产或流产,大多来自孕妇心理因素,以及传统观念使然。

　　孕妇对性的需求,会随着妊娠周数增加而递减。据统计,孕程到 36 周后,有 75% 的孕妇性行为次数减为每周 1 次或更少,所持理由一是有六成孕妇感觉自身性欲降低,不想有次数过多的性交;二是有五成孕妇担心胎儿健康受影响。至于有人认为孕妇在某段时间性欲较强,根据临床研究,归因于孕妇心中不安全感,期待得到丈夫肢体语言的慰藉,包括轻拍、爱抚及性行为,易让外界解读为性欲增强,实则心理因素为主。

对孕妇来说，日渐隆起的腹部，生理负担逐渐增加，孕妇的角色转换，也需要心理调适。此时，夫妻通过肢体的相互接触，并进一步心灵沟通，对未来家庭状况做好安排，包括经济负担、人力规划、幼儿保健等，避免新生儿诞生后措手不及，造成妈妈精神压力，易导致产后抑郁症，对幼儿与母亲及家庭都是伤害。

尤其是现今社会许多妇女为职业女性，产后休息时间不长，就要快速返回工作岗位，因此没有太多时间调适自我情绪。若能提前做好准备，与丈夫充分沟通，保持身心愉快，适当安全的性生活，让心灵得到安全感、愉悦感，而舒缓妊娠期间的焦虑情绪，对孕程是有益的。

避免怀孕期间感染，可使用安全套，并且拒绝不安全的性行为，做好自我保护措施。若不幸感染时，应尽速就医，专科医师了解药物作用，可选择对胎儿无害的药物治疗，即使是一般的细菌性感染如链球菌感染，易造成孕妇羊膜破裂羊水流出，即流产或早产；如有感染现象，阴道分泌物过多、下腹痛、发热，亦不可轻视！

一般来说，孕期可以有正常的性生活，随着孕妇身体状况的变化，可做某些体位的调整，只要遵守注意事项仍可享受性爱的快乐。

误区 孕期过性生活无任何风险

妊娠最初 12 周（怀孕早期），胎盘尚未发育完善，胚胎附着于子宫尚不十分牢固，是流产的好发时期。此时性高潮时的强烈子宫收缩，有使妊娠中断的危险，所以应避免房事，预防发生流产。

妊娠后期进行性交时，应采用温和的动作才不会使阴道内的黏膜受伤而流血，由于后期外阴部会水肿，阴道和子宫的黏膜极为柔软，所以很容易引起充血现象而导致早产。性交体位最好是双方侧卧，同时面向一方，而且丈夫必须在妻子后面较为理想。妊娠末期的性生活可引起子宫收缩，如果在怀孕28～37周这段时间性交，过度兴奋的性生活引起的高潮，可使子宫发生两子宫角开始向下扩展的收缩，以及宫颈扩张，容易早产。性交也容易使外阴部的细菌被带入阴道，造成感染。有下列情形时，绝对禁止性交：①罹患妊娠高血压综合征。②有习惯性流产、早产。③患有心脏病或肺病并发症。④下腹产生阵痛且有流血现象，外阴部和阴道内有静脉曲张。⑤患有阴道炎、子宫或阴道糜烂、子宫颈管长息肉。⑥丈夫罹患性病。

妊娠末期有出血时应视为性行为绝对禁忌。此时的阴道出血常见于前置胎盘，孕妇可有反复的无痛性出血，此时性交可引起致命的出血，危及母子的生命。妊娠末期阴道出血还可见于胎盘早剥，多是由于母体血压高或血管病变，以及腹部受到外力的碰撞、挤压而致，此时性交可危及胎儿生命，或导致母体发生严重的子宫内出血、腹痛，甚至发生凝血机制障碍危及母子生命。

如果曾有过流产或早产史，孕期应避免性生活。阴道无故流血或宫内羊膜已破，应禁止性生活。如果有完全性前置胎盘，尤其有胎盘伸出子宫壁时更应避免性交，因为阴茎的插入容易引起阴道出血。如果仅仅有一点炎症，则不必停止性生活，因为子宫颈口被黏膜和黏液封住，因而宫内的胎儿会受到妥善的保护，不会受到伤害。

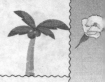

误区　孕期性爱时过分刺激乳房无大碍

一对丰满挺拔的乳房，不但是孩子出生后能够得到充足乳汁的健康保障，也是女性体形健美的重要组成部分，更是夫妻性生活必不可少的。因此，有人说"乳房是美和爱的标志"，是女人的象征。但孕期较多地刺激乳房及乳头，则会导致一些不良后果。

女性的乳房虽然不是专门的性器官，但是它在两性活动中占有重要位置。在女方，它不但是女性健美的一个方面，也是性敏感区。男性抚摸乳房，可以引起女性的情欲，因为乳房和乳头具有丰富的神经末梢，通过刺激可产生性兴奋。对男性来说，从恋爱开始，一直持续到中年，妻子的乳房对丈夫都是具有魅力的。有些男子性行为粗暴，不是用手轻轻地抚摸，而是像"老鹰抓小鸡"那样，一把把乳房抓得死死的，不但使女方感到隐痛不适，而且削弱了性兴奋。

过分的抚摸、挤压可以引起乳腺的损伤。有的男子在性交时把整个胸部压在乳房上，较长时间的压迫，影响了乳房的血液循环，对乳房健康不利。特别是孕期妇女的乳房如果过度用力抚摸或挤压更容易造成内部损伤。

妇女在怀孕 40 天左右的时候，由于胎盘、绒毛大量分泌雌激素、孕激素、催乳素，致使乳房开始增大，充血明显。孕妇有乳房发胀，甚至刺痛的感觉，在增大的乳房表面可见到明显的淡蓝色的浅静脉由乳房表面走行，这时乳腺的腺泡增生使乳房变得比较坚硬质韧，乳头增大变黑，容易发生勃起。乳晕着色变黑，面积增大。在乳晕上的皮脂腺肥大形成散在的结节状隆起，称为蒙氏结节。

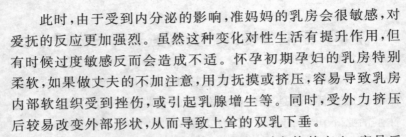

走出孕期保健的误区

此时,由于受到内分泌的影响,准妈妈的乳房会很敏感,对爱抚的反应更加强烈。虽然这种变化对性生活有提升作用,但有时候过度敏感反而会造成不适。怀孕初期孕妇的乳房特别柔软,如果做丈夫的不加注意,用力抚摸或挤压,容易导致乳房内部软组织受到挫伤,或引起乳腺增生等。同时,受外力挤压后较易改变外部形状,从而导致上耸的双乳下垂。

孕期过多地刺激孕妇的乳房、乳头,则会使其充血,容易反射性引起子宫收缩,如果捏挤乳房及乳头,子宫收缩可能会更加明显。当然短暂的刺激引起子宫收缩从而造成早产的可能性很小,在正常的性爱中如果不是刻意而持续地刺激乳头,不会有什么问题。但是如果长时间、反复多次、粗暴地刺激乳头,尤其是在怀孕早期或晚期,可能会引起子宫收缩,从而造成流产或早产。

误区 孕妇养宠物无害处

有一种病叫弓形虫病,是人、畜共患的寄生虫病。孕妇初次感染弓形虫病,可通过胎盘传播给胎儿,造成先天性感染,对母婴危害极大。

几乎所有的哺乳动物和鸟类都是弓形虫病的传染源,特别是感染弓形虫的猫,在本病传播上具有重要意义,其他一些动物,如猪、牛、羊、兔、狗、鸡、鸭、鹅等都是弓形虫病的重要传染源。

此病的传染方式有 4 种:①孕妇初次感染此病,可通过胎盘感染胎儿,生出先天性弓形虫病患儿。②经口和胃肠道传染,吃生的或未煮熟的肉、蛋、奶类均可传染此病。食被猫污染的食物和水亦可感染。③经皮肤黏膜感染,实验室人员、屠宰厂和肉联厂工人，因接触弓形虫病患者的标本或接触感染的动物，由于工作不慎，可经刺伤的皮肤而感染。④食入苍蝇、蟑螂污染的食物而感染。

先天性弓形虫病的主要表现是脑积水，常伴有颅缝裂开，也可有小头畸形，X线检查可有脑内钙化，智力低下，精神活动功能下降，神经发育障碍，眼部可出现小眼球、失明等改变。

先天性弓形虫病多数无症状，但也有经过数月、数年，甚至到成人才出现症状。

为了有一个健康活泼的小宝宝，育龄妇女特别是孕妇，应做好对弓形虫病的预防：①对弓形虫病有个初步的认识，认清弓形虫病对孕妇及婴幼儿的危害。②注意卫生，不吃生肉或未煮熟的肉、蛋，奶类必须煮沸。③孕妇不应接触猫、狗等宠物，更不应逗玩这些宠物。如一旦接触，必须彻底洗手。

弓形虫病必须经实验室检查才能确诊，如条件允许，孕妇应进行弓形虫检测，如确定弓形虫感染，应在医师指导下治疗，并对胎儿进行监测，出生后还应随访观察。

误区　孕妇养宠物与后代易患精神病无关

孕妇养宠物，其后代比普通人更容易患精神病。武汉大学的科学家花了8年时间，通过对1 000名精神病患者及其母亲弓形虫抗体调查发现，他们的弓形虫感染率高达15％～25％，明显高于正常人群5％的感染率，而且大多数精神病患者母亲在孕期与猫、狗等宠物有过密切接触。

研究发现，孕妇感染弓形虫会影响胎儿神经发育。在与人基因99％相似的小白鼠身上进行的实验证实，弓形虫感染破坏了小白鼠大脑神经发育，降低其记忆和理解判断能力，并造成精神活动功能下降。弓形虫病是一种世界性的人畜共患病，几乎所有哺乳动物和鸟类都可以传染弓形虫病。在城市，弓形虫感染源主要是猫、狗等家庭宠物。正常成年人感染弓形虫后绝大多数没有症状，或者症状很轻，且能自愈；但是弓形虫病经母亲传染给胎儿，则可引起流产、死胎或出生后有眼、脑、肝脏的病变和畸形。

虽然精神疾病发病机制至今尚未阐明，但此项研究结果已确认其与弓形虫感染存在一定关联。这一研究结果也提示孕妇，在怀孕期间不宜与猫、狗等宠物亲密接触。

误区 准爸爸吸烟对孕妇和胎儿无不良影响

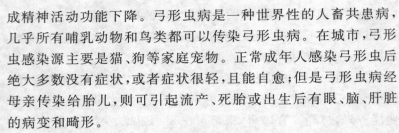

污染程度越严重，儿童肺功能异常率就越高。严重的空气污染可以使儿童肺功能异常的危险增高 30%～70%。中国环境监测总站刚刚完成的一项研究证实，父母吸烟的孩子患咳嗽、咳痰、支气管炎等呼吸系统疾病的比例要比父母不吸烟的孩子高得多，而且孩子患呼吸系统病症的概率，随父母吸烟量的增加而升高。

由于婴儿对烟尘没有防御能力，自身免疫功能薄弱，大人吸烟产生的烟尘直接侵入婴儿的呼吸系统，很容易造成婴儿的呼吸道疾病。婴儿的呼吸功能本来就不健全，很脆弱，肺活量又很小，只有几十毫升，烟尘和二氧化碳会极大地减弱呼吸功能。烟的辣呛气味刺激婴儿的鼻、咽、喉、气管和肺部，使婴儿容易产生咳嗽、咽炎、气管炎和肺炎，也严重影响婴儿嗅觉的发育，甚至导致婴儿长大后易患肺癌。间接影响到婴儿的消化系统，婴儿食欲缺乏，不想进食，消化液分泌混乱。长期被动吸烟的婴儿长大后容易加入吸烟人群。

产妇分娩后,由于流血较多和精力耗尽,身体虚弱,自身免疫功能降低,抵抗力严重削弱,任何外在的微小攻击都会造成伤害。这时,产妇需要保护和照顾,使其渐渐恢复身体健康。流血过多的产妇一般处于缺氧状态,烟尘很容易对其呼吸系统产生危害,鼻、舌、咽、气管和肺等敏感部位受影响最严重。同时,导致消化系统功能减弱,味觉改变,食欲不佳,直接威胁到产妇身体的康复。本来就虚弱的身体,此时更无抵抗力,各种病菌随时可以入侵。

无论是婴儿还是产妇,她们都是被动吸烟,所受的危害最大,这也是为什么婴幼儿和产妇容易患上呼吸道疾病的原因。家里有婴儿和产妇,应该为她们创造空气新鲜,清洁卫生的良好环境。室内一定要绝对禁止吸烟!年轻的爸爸为了孩子和妻子的健康应下决心戒烟。

对一般吸烟的人来说,要戒烟不容易。必须做心理辅导,使其真正认识到吸烟的害处。耐心细致的教育让吸烟者知道不仅自己是受害者,主要影响不吸烟的家人的身体健康。让他权衡一下,是自己过烟瘾重要,还是孩子和妻子的健康重要。这样戒烟效果较好。

家里监督约束,不允许在家里吸烟。但有些烟瘾大的人,无法约束。有位妇女实在受不了丈夫吸烟,只好自己也吸起来,用激将法来迫使丈夫戒烟,但毫无结果。最后,还是在医师的反复劝解下才放弃吸烟。

戒烟糖的功效只能在真正有意识想戒烟的人身上起作用。开始烟瘾发作的时候,吃戒烟糖可以渡过难关,然后还是靠毅力来战胜它。有些人迫于无奈,自己想试着戒烟,吃了大量的戒烟糖后暂时戒掉了,可没多久,由于意志不坚定又被烟瘾所俘虏,戒烟糖对这样的人没有多大功效。

做了爸爸以后在家里吸烟要注意：①可以到卫生间吸烟，把换气扇拉开。②可以到厨房吸烟，让抽烟机把烟排出去。③可以到阳台上吸几口烟，小心别让烟雾飘进家。④可以到外面遛达时过足烟瘾。

误区 孕期用香皂洗乳头无不良影响

现代医学认为，乳房上有皮脂腺及大汗腺，乳房皮肤表面的油脂就是乳晕下的皮脂腺分泌的。妇女在怀孕期间，皮脂腺的分泌增加，乳晕上的汗腺也随之肥大，乳头变得柔软，而汗腺与皮脂腺分泌物的增加也使皮肤表面酸化，导致角质层被软化。此时，如果总是用香皂类的清洁物品，从乳头上及乳晕上洗去这些分泌物，对妇女的乳房保健是不利的。

经常使用香皂类的清洁物品，会通过机械与化学作用洗去皮肤表面的角化层细胞，促使细胞分裂增生。如果经常不断去除这些角化层细胞，就会损坏皮肤表面的保护层，使表皮层肿胀，这种肿胀就是由于乳房局部过分干燥、黏结及细胞脱落引起的。若每晚重复使用香皂等清洁物品，则易碱化乳房局部皮肤，而乳房局部皮肤要重新覆盖上保护层，并要恢复其酸化环境，则需要花费一定时间。

在用香皂擦洗乳房的同时，还促使皮肤上碱性菌丛增生，更使得乳房局部酸化变得困难。此外，用香皂清洗还洗去了保护乳房局部皮肤润滑的物质——油脂。因此，要想充分保持乳房局部的卫生，最好还是选择温开水清洗。

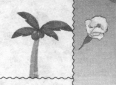

误区 孕妇没必要远离"二手香"

据资料显示,目前大多数香水含有 50～150 种成分,由于香水的用料构成属于商业秘密,各国执法部门并不要求厂家向消费者公布香水中的化学成分,而是笼统将这些成分称为香精。这样,就给使用者带来了安全隐患。其实,许多香水中添加的化学香料(或称人工香精)都具有一定的毒性。

一般来说,把从别处沾染在身上的或自身所处环境里有刺激的香水味道,称为"二手香"。

很多人对"二手香"的间接过敏症反应和"二手烟"很相似,尤其是在封闭环境中,气味过于强烈容易使喷洒香水的人和吸入"二手香"的人出现头晕、流泪、喉咙痛等症状。研究发现,儿童比成年人更易受芳香味的影响,如果孩子家长经常喷洒香水,会毒化身边孩子所呼吸的空气,引起孩子注意力不集中、学习障碍、活动过度,严重的会诱发惊厥、发育迟缓等后果。

对孕妇和婴儿来说,"二手香"可能要比"二手烟"更加令人担忧。有人认为,孕妇体内激素水平变化较大,使用香水更容易发生过敏,所以妊娠期应远离香水。曾有一孕妇在使用了香水后,涂过香水的皮肤很快变红发热,几天后开始发黑。医师告诫:孕妇在妊娠期身体会发生各种变化,平时正常使用的香水,孕期使用也可能会出现问题。

孕期和哺乳期母亲接触"二手香",还会对胎儿健康产生不良后果。比如,对孕妇而言,香水中的有毒成分会对胎儿产生不良影响;对哺乳期的母亲来说,香水的有害化学成分会通过乳汁损害婴儿健康。由于香水成分可以蓄积体内,年轻女性在

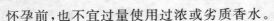

怀孕前,也不宜过量使用过浓或劣质香水。

研究表明,香水或其他芳香剂中富含的沉香醇成分可诱发情绪低沉、沮丧,甚至危及生命。有报道,孕期母亲如果不断呼吸"二手香",较其他母亲患上抑郁症的概率高近 1 倍。此外,经期女性身体抵抗力下降,对香水中化学成分更加敏感,过多接触香水也会对身体健康不利(如容易诱发头晕、呼吸困难等症状)。

误区 怀孕了邋遢点没关系

怀孕到了第八个月,子宫上升到胸骨下 7～8 厘米处,大腹便便看起来更加醒目了。这个时期准妈妈做什么事都觉得麻烦,很容易过起吊儿郎当、邋里邋遢的生活。

受这种吊儿郎当、邋遢的生活方式影响最深的是未来孩子的父亲。

好不容易经过轰轰烈烈的恋爱,结婚没多久,期待中的小宝宝来临之前,没想到最爱的人突然整个改变了模样,昔日的身影今何在?相信有这种慨叹的男性不在少数。准妈妈常以肚子太大为理由:"喂,那个拿过来一下……"等理所当然的口气指使丈夫,也越来越不修边幅了。许多孕妇有这样的观念:"反正孕妇装再怎么穿都好看不到哪里去。"一怀孕似乎就完全忘记什么是美丽。

其实,大肚子也有大肚子美丽的地方。有时甚至不需买新的衣服,利用先生的运动衫或 T 恤,只要稍加变化,就会创造出十分贴切的效果。也许穿上先生的运动衫,然后在他下班时给他一个淘气的惊喜,说不定能产生新鲜感呢!

发型也很重要,不要老是一成不变。若是长发可以编成如

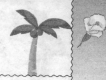

女学生般的辫子,或视当天的气氛来改变发型,都可增加生活情趣。偶尔到美发店洗洗头,也许可使心情变得较为轻松,消除紧张的情绪。

对于一个大腹便便的孕妇而言,过度忙碌操劳不太好。但如果说因为怀孕就不再体贴丈夫,或者就缺乏自我充实的意念的话,那么更别奢言"生产"、"育儿"等大事,也别想着能够将孩子教育成堂堂正正的人了。如此一来,当然也就很难获得丈夫的体贴及协助了。更何况对妻子容姿感到失望的丈夫,如果因此而不想与她拥有彼此心爱的结晶,那问题就更严重了。

总之,要一个父亲像一个身怀六甲的母亲般,对自己的孩子有强烈的认同感,实在是件相当困难的事。而使一个丈夫有做父亲的准备,妻子的言行举止负有重大的责任。在成为一个母亲的同时,千万别认为自己已非一个女人,日常的生活细节仍须面面俱到。

误区 孕妇体重增幅快点好

孕妇体重增幅过大不利于母婴健康,建议准妈妈们应该通过自身怀孕前的体重指数(BMI)适当调整和控制体重的增幅。

许多人都认为,孕妇在怀孕期间的体重增加越多则表示胎儿的营养越好,其实这是十分不科学的。通过研究发现,孕妇体重的增加应该和怀孕前的 BMI 值挂钩。BMI 的计算公式:体重指数(BMI)= 体重(千克)/身高(米)^2。研究结果表明,BMI 小于 19.8 的孕妇整个怀孕期间的体重增幅是 12.5～18千克,平均每周增重 0.5 千克;BMI 在19.8～26 的孕妇,体重增幅在 11.5～16 千克,平均每周增重 0.4 千克;BMI 在26～29 的孕妇,体重增幅在 7～11.6 千克,平均每周增重 0.3

千克。

简单地说，就是怀孕前体重越轻的孕妇，怀孕后增重的幅度就应该越大。反之，怀孕前就比较胖的孕妇，怀孕后就要谨慎地控制体重了。否则，体重增加太多对孩子和孕妇本身都不好，因为脂肪的增加还会引发很多疾病。在怀孕的过程中，孕妇的体重增加还有一定的时间段，一般情况下，怀孕的第 4～6 三个月，每月体重增加 1.5～2 千克最好，怀孕的第 7～10 四个月，每月体重的增加则最好控制在 2 千克之内。在整个怀孕的过程中，孕妇的体重增重量要控制在 12.5～14 千克。如果不在这个范围内，孕妇就要去医院进行适当的安全检查。

误区　孕晚期就应绝对静养

有些孕晚期女性害怕早产或流产，因而活动大大减少，不参加文体活动，甚至停止做一切工作和家务，体力劳动更不敢参加。其实，这样做是没有必要的，对母婴健康并不利，甚至有害。

当然，孕妇参加过重的体力劳动、过多的活动和剧烈的体育运动是不利的，但是如果活动太少会使孕妇的胃肠蠕动减少，从而引起食欲下降、消化不良、便秘等，对孕妇的健康也不利，甚至会使胎儿发育受阻。因此，妇女在妊娠期间应注意做到适量活动、运动和劳动，注意劳逸结合，掌握在与平常差不多的活动量就可以了。孕妇不可一味地卧床休息，避免整天躺在床上什么活儿也不做，这样容易导致胎儿过大，造成分娩时的困难。

孕晚期的生活要有规律，每天工余、饭后要到室外活动一下，散散步或做一些力所能及的家务活。还要经常做些体操，

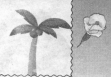

对增强肌肉的力量、促进机体新陈代谢大有益处。妊娠期间一般不要更换工作，但应注意避免体位特殊、劳动强度高，以及震动性大的劳动工种。到了7～8个月后，最好做些比较轻便的工作，避免上夜班，以免影响休息和出现意外事故。临产前2～4周最好能在家休息。

误区 孕晚期长时间坐车没关系

妊娠晚期，孕妇生理变化很大，对环境的适应能力也降低，长时间坐车会给孕妇带来诸多不便。长时间坐车，车里的汽油味会使孕妇感到恶心、呕吐、食欲降低；长时间颠簸使孕妇休息不好、睡眠少、精神烦躁；疲劳也影响食欲；长时间坐车，下肢静脉血液回流减少会引起或加重下肢水肿，行动更加不便；乘车人多一般较拥挤，晚期妊娠腹部膨隆，容易受到挤压或颠簸而致流产、早产；车内空气污浊，各种致病菌较多，增加了孕妇感染疾病的机会。万一在车上发生流产、早产等意外，将会给孕妇及胎儿带来生命危险。因此，孕妇在妊娠晚期应尽量避免长时间坐车。

误区 孕妇绝不可做家务

怀孕了，要避免繁重的体力劳动，这我们大家都知道。但也用不着一点小事就担惊受怕，做一些适度的家务劳动不仅可以活动身体，保持体力，还能增加应对分娩时强体力消耗的能力。

孕妇可干一般的家务事，只要不感觉疲倦，也是一种运动。但要注意以下几点：

（1）不要登高打扫卫生，也不要在扫除时搬抬沉重的东西。这些动作既危险，又压迫肚子，必须注意。

（2）弯着腰用抹布擦东西的活儿也要少干或不干，孕晚期最好不干。

（3）冬天在寒冷的地方打扫卫生时，千万不能长时间和冷水打交道。因为身体着凉是会导致流产的。

（4）不要长时间蹲着擦地，因为长时间蹲着，骨盆充血，也容易流产。

（5）晾衣服时，因为是向上伸腰的动作，要肚子用力，虽然不能说用那么点力就会引起流产，但是要注意才不会发生问题。洗的衣服太多时，一件接着一件去晾，长时间站着会造成下半身水肿，所以应该干一会儿，歇一会儿。

（6）为避免腿部疲劳、水肿，能坐在椅子上操作的就坐着做。孕晚期应注意不要让锅台压迫已经突出的大肚子。

（7）有早孕反应时，烹调的气味会引起过敏，暂时不要下厨炒炸。

误区　孕妇打麻将不会影响胎儿健康

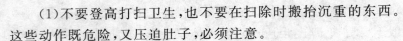

打麻将，作为一种休闲娱乐活动，对人们的身心健康有益。但是目前，有些人打麻将已改变了娱乐的初衷，成为赌博的一种方法，并乐此不疲。一旦落座则不管昼夜晨昏，通宵达旦，废寝忘食。这样的玩法不但无益，反而有损于健康，对于孕妇来说尤不可取。

（1）持续坐姿的危害：孕妇本来就腹部充盈，玩麻将时，如果长时间处于坐位，胃肠蠕动减弱，胃酸反流刺激黏膜，引起厌食、呕吐、咽喉与上腹部烧灼感。同时，腹部的压迫使盆腔静脉

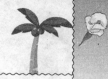

回流受阻,围绕肛门下端的静脉充血突出,而发生痔疮,在大腿内侧及小腿背侧则出现静脉曲张和下肢的严重水肿,甚至小腿抽筋。孕妇适时改变体位有利于宝宝健康发育,也不宜长时间取坐姿。

(2)睡眠:古人养生讲究"起居有常",是指生活要有规律,这点对孕妇更为重要,而打麻将往往身不由己,正常的生活规律被打乱,睡眠昼夜颠倒,饮食上变得不定时定量,冷热饥饱失调,结果母亲和胎儿都得不到充分的休息和充足的营养,影响胎儿的健康生长,甚至可造成新生儿体重过低,而且不规则的睡眠、饮食损伤了胃肠道的消化吸收功能,好的食物也无法吸收成为人体的营养,长此以往,造成自主神经功能紊乱,出现失眠、高血压、贫血、缺钙等。

(3)环境对胎儿的影响:孕妇所处的环境,能直接影响胎儿的生长发育和他将来的仪表与性格。如果孕妇每日打麻将,怎能培养出具有高尚道德情操的下一代?另外,"方城之战"的场所多是烟雾弥漫,酒气扑鼻,尽管孕妇本人不吸烟,被动吸烟也可造成对母体和胎儿的严重危害。干热的烟雾还能刺激呼吸道,使机体防御能力降低,易患呼吸道疾病和增加孕期的合并症。

(4)情绪对胎儿的影响:孕妇的情绪状态对胎儿发育起着很大的作用,玩麻将时,孕妇往往处于大喜大悲、患得患失、惊恐忧愁无常的不良心境中,加之为了一元钱的输赢往往争论激烈,语言粗暴,神经系统过于兴奋,母体内的激素异常分泌,对胎儿大脑发育造成的危害,远远超过对母体自身的损害。

(5)传播疾病:一副麻将牌,你打出去,我抓进来,积年累月,上面沾有多种致病菌,是消化道疾病的良好传播机会。而且,打麻将的场所往往空气流通欠佳,特别是在冬、春季,门窗紧闭,室内人数多,又恰逢是呼吸道传播疾病的高峰季节,如风疹,孕妇一旦染病,将对胎儿产生极为不利的影响。

可见,沉湎于玩麻将是一种不文明、不卫生的恶习,对于身怀六甲的孕妇,尤其应当戒除。

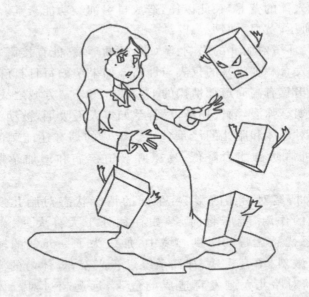

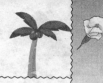

三、走出运动误区

误区 孕妇不能运动

长期以来,很多妇女担心她们在怀孕期间如果继续保持运动的话,由于身体过热对胎儿会造成不利影响,而这种担心是多余的。

当孕妇因运动造成体温上升时,通往胎盘的血液循环系统就会立即发生变化,这种调整消除了母亲身体过热而对胎儿的影响,从而使胎儿处于一种稳定的内环境当中。这种调节作用存在于整个怀孕过程,其目的是保证胎儿一直处于一种稳定的环境当中。有人把这种现象称为胎儿热保护机制。惟一例外的一种情况是,当孕妇因为感冒导致发热时,这种热保护机制将失去作用,因此感冒引起孕妇体温上升会对胎儿造成不利影响。

尽管胎儿在出生过程中从温暖而湿润的子宫环境转为干燥而寒冷的自然环境,但婴儿的体温一直处于稳定状态。这种外界环境的巨大变化已经超出了人类的生存极限,即使成年人也无法承受如此剧烈的体温下降,但新生儿却可以很快适应这种变化,在胎儿身体内一定存在某种特殊器官帮助婴儿适应这种外界环境变化。

胎儿的体温调节机制是非常特殊的,由于胎儿无法依靠外界环境取得热能,因此胎儿每千克所产生的热能要远远高于成人所产生的热能。

误区 健康妇女怀孕后也不宜继续做运动

运动对孕妇产生的新陈代谢变化、血液变化等可以保护胎儿,同时更可以预防孕妇体能的消退,避免疲劳。运动的效果也能保持肌肉的力量,促使分娩更为顺利;另外,由于皮下脂肪较少,妊娠纹出现的机会也较少,对爱美的孕妇说来,真可以说是一举数得。

在进行运动之前,孕妇必须有几个重要的认知,那就是孕妇的基本健康状况、对于所从事运动的专精程度、运动的种类、运动时的环境,以及运动的时间长短等都要加以考虑。

由于怀孕的影响,韧带变得松弛,腰椎前凸,体重也增加了,这些都会使某些运动变得困难而且危险,如一些必须承受体重或是跳跃的活动。事实上,不适当的运动也会造成孕妇的血糖过低、慢性疲劳等,而身体上的反应其实也就是在警告孕妇,运动的量或是形式必须要调整了。对于胎儿而言,不当运动的潜在危险包括了体温过热、缺氧、生长迟缓,以及引起子宫收缩而早产;另外,因运动而导致的压力改变也会对胎儿有影响,所以像是跳伞或是高空弹跳是绝对不可从事的。

也有学者研究,在孕早期时,母体的体温过热对胎儿的影响较大。但是,孕妇的生理变化,也有一套方法去调适,如提升体表温度、降低血管阻力和母体血量增加等,都可以将体热散去,而且适当的运动会加强孕妇的这些保护机制,进而保护胎儿。

对于孕妇是否要持续运动,大家最关心的莫过于运动是否

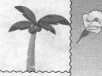

会影响胎儿的成长,或是引发早产;研究人员追踪了 52 个在怀孕时有持续运动的孕妇所生的小孩,发现他们在出生时的体重较轻,且脂肪的比例也较少;但是,在 1 岁后的发育及成长,都与正常的小孩无异。他们的另一项研究甚至显示持续运动孕妇的小孩,在 5 岁后的智力表现及手眼协调性上都比较好。1997 年,有人曾针对 42 个怀孕 20 周以下的孕妇进行研究。这些人都是国家级或是国际级的选手,把她们分成中度及高度运动量的组别,结果发现这两组孕妇的胎儿,不论是产程、出生体重,或是出生婴儿的健康指数均无差别。至于早产的可能性则仍存在着许多争议,但是运动会引起子宫收缩增加则是毋庸置疑的,一个健康的孕妇是可以从事正常的运动的,但是如果有早产现象等,就要尽量避免了。

那么,到底哪些运动是适合孕妇们参与的呢？其实这是因人而异的,要把握的原则是,这种运动自己已经很熟练了,在运动中也没有不适的感觉,而且不要因为运动而导致脱水、力尽气竭,也不要去尝试在怀孕前没有接触过的运动。即使孕妇要进行较为激烈的有氧运动通常也是可以的(也就是持续性的,用到大部分的肌肉,而且是韵律性的运动,如快走、韵律舞、跑步、游泳等),但是有高血压、多胞胎、心脏病、产前出血,或是早产现象的人则要避免。至于一般爬爬楼梯、做做家务,多半是属于有氧运动,是没有影响的,但是有上述病情的人仍要小心。游泳等不需支撑体重的运动要比跳跃类的运动好,在高纬度从事的运动,或是跳水、滑水等都应该避免。

美国国家医学会的几点建议或许值得参考,一是利用心跳率来决定运动强度,一般以不超过每分钟 140 次为原则,并且避免在炎热和闷热的天气状况下做运动。二是每次运动的时间不应超过 15 分钟,且在运动前、运动中及运动后要尽量补充水分,以免导致体温过高的现象。三是要避免跳跃性、震荡性,以及瞬间改变方向的运动。最后要注意的是避免做身体仰卧的运动。相信只要自己掌握了这些原则,就可以是一个有充分活力的孕妇,而且再也不怕分娩后变成大胖子了!

误区 孕妇宜静不宜动

动与静,是人体生活中的两大常态,对于健康说来,这两种状态如果把握适当,运用适度,对健康是很有积极作用的,这就是人们常说的"动亦健身,静亦养身"的道理。

对于孕妇说来,保健也同样适于这一道理,静养身、动健身,对孕妇都是保持健康的方式,关键是要适当。也就是说,孕妇的保健应当动静相宜。

现实生活中,有些孕妇的生活却不是这样。例如,一些孕妇过分看重休息,她们把休息简单片面地理解为少活动,多安静,其实这是一种误解。安静自然可以使人少受外界不良因素的刺激和影响,也可以避免一些不慎带来的意外,然而生活中有许多生动有趣的事情,可以让人调节心情,放松情绪,获得轻松和快乐的享受。假如失去了,这对孕妇说来是很可惜的。

孕妇经常让自己过分安静、过分地在单一的环境中生活,心情自然显得沉闷有余,活跃不足,单调之中难免还会滋生出一些不良情绪,这对孕妇自身、对胎儿的发育都没有什么好处。

另一方面,过于静止的生活状态会使孕妇摄入的营养物质得不到消耗而过多地蓄积在体内,结果容易造成体重增加,出现肥胖,实际上形成了不利于孕妇健康的身体负担,有的孕妇因此而呼吸都感到困难,行动也非常不利索。甚至,孕育中的胎儿也可能因营养过剩而发育过大,结果为孕妇分娩增加负担,其实这样的结果是不好的。

相反,有的妇女怀孕之后除了注意生活中的保健和营养之外,更重视合理、可行、力所能及的体力活动乃至体育锻炼,这是非常明智的,其好处可以说是"一举多得"。经验证明,孕妇根据孕期的实际,主要是身体的耐受能力,选择合适的锻炼方式,参加有益于身心健康的各项活动,会带来多方面的好处。

比如,做一些力所能及的家务劳动,可以充实生活内容,保持心理上的平衡,使孕妇更感到生活的生动和多趣;参加能够胜任的体育锻炼和体育活动,既增加与他人活动的机会,也丰富了孕妇的生活乐趣,还从中获得心情调节,可以说是身心两相宜;适当的体育锻炼和体力消耗,不仅不会给胎儿带来不良影响,相反会促进机体的代谢和循环,增强机体对疾病的抵抗能力,使孕妇少受疾病的感染,这不仅有利于胎儿的健康发育,也减少了生病带来的诸多麻烦;同时,体力消耗之后必然会增加饮食,使营养的摄取更加多样,进而保证了营养素的全面均衡,这样对胎儿的发育大有好处。

因此,怀孕期间应该科学而又合理的让自己动静相宜,这对孕妇优生优育都是非常有益的。

误区 孕妇运动前不需要热身

适当的热身活动可使身体更容易适应常规锻炼的要求。热身有助于减轻紧张感,慢慢地活动肌肉和关节,防止肌肉过度伸展,减少受伤的危险。如果不热身,可能引起肌肉强直和痉挛。在开始锻炼之前,要先做下列伸展练习来慢慢热身。这样能刺激血液循环,使孕妇和胎儿供氧充足。每个动作重复做5～10次,姿势要正确,保证孕妇感到舒服。

(1)头和颈部:把头轻轻地偏向一侧,然后抬起下颌,将头轻轻地转到另一侧,回到原位。从另一侧开始重复动作。把头放正,慢慢转到右面,又回到前面,然后转到左面,又回到前面。

(2)腰部:舒服地坐下,双腿交叉,背部伸直,轻轻地向上伸展颈部。呼气并将上身右转,右手放在身后,把左手放在右膝上,用这个手帮助把身体轻轻扭转,慢慢伸展腰部肌肉。从相反方向重复以上动作。

(3)手臂和肩:双腿跪坐,右臂向上抬起,慢慢伸到最大限度,然后肘部弯曲使手下落到背部。左手放在右肘上,将肘部朝下压向背部。左臂向下放在背后,左手上伸抓住右手,互相拉伸 20 秒钟后,再放松,换手重复上面的动作。

(4)腿和足:背伸直坐,腿向前面伸出。双手放在臀部两侧地板上,支持身体重量,一条腿慢慢弯膝,然后伸直。另一条腿重复以上动作。这样,能增强下肢肌力,有助于缓解肌肉痉挛。

(5)增进循环:站立,把一只脚抬高,离开地面并向外翻。然后用踝关节在空中做圆圈动作。为使肌肉有力,将脚背向上弯曲,但不要绷得太紧;背部伸直保持重心。

(6)注意事项:①要在平实的地面上锻炼。②一定要保持背部伸直,如有必要,可靠在墙壁或垫子上。③锻炼时从轻微活动开始。④如果感到疼痛、不适或疲劳,应立即停止锻炼。⑤一定要采用正常呼吸,否则会减少对胎儿供血。⑥决不要忘记双脚的锻炼,要活动双脚,防止痉挛。

误区 孕妇常散步走动没必要

与有些运动相比,散步对孕妇是一种很好的运动方式。穿着轻便的衣服、放松心态、慢慢地散步,或者在天气好的时候、

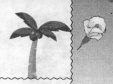

选择气温合适的时间有规律性的散步，或在周末和丈夫一起去植物园吸收森林的新鲜空气也是很好的。

在道路平坦、环境优美、空气清新的乡间小路，一位孕妇由丈夫陪同缓慢而行，观看大自然景色，聊天、谈心，多么惬意。散步是孕妇最适宜的运动，可以提高神经系统和心肺的功能，促进新陈代谢。有节律而平静的步行，可使腿肌、腹壁肌、心肌加强活动。由于血管的容量扩大，肝和脾所储存的血液便进入了血管，动脉血的大量增加和血液循环的加快，对身体细胞的营养，特别是心肌的营养有良好的作用。同时，在散步中，肺的通气量增加，呼吸变得深沉。鉴于孕妇的生理特点，散步是增强孕妇和胎儿健康的有效方法。

孕妇在散步时首先要选好散步的地点。在马路边散步时，由于马路上的车辆川流不息，其所排放的尾气中含有致癌、致畸物质，严重影响着人体的健康。据有关资料表明：汽车尾气中的一氧化碳与人体血红蛋白的结合能力是氧气的 250 倍，对人的呼吸循环系统有着严重的危害。尾气中的氮氧化物主要是二氧化氮，对人和植物都有极强的毒性，能引起呼吸道感染和哮喘，使肺功能下降，对孕妇及胎儿的影响更甚。此外，大街上空气污浊，汽车马达轰鸣声、刺耳的高音喇叭声等噪声都会对孕妇及胎儿的健康造成极为不利的影响。

花草茂盛、绿树成荫的公园是最理想的场所。这些地方空气清新、氧气浓度高，尘土和噪声少，孕妇置身于这样宜人的环境中散步，无疑会身心愉悦。也可以在自家周围选择一些清洁僻静的街道作为散步地点。散步的时间也很重要，最好选在清晨，也可以根据自己的工作和生活情况安排适当的时间。散步时最好由丈夫陪同，这样可以增加夫妻间的交流，培养丈夫对胎儿的感情。散步时，要穿宽松舒适的衣服和鞋。

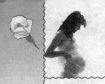

误区 孕妇少动为妙

传统观念往往认为妇女怀孕以后,应尽量多休息,少活动,以免引起流产、早产等意外。事实上,这种认识是不科学的,适当的运动与充分的休息对孕妇说来同样重要。

研究表明,孕期适量的运动好处多多。如果保持匀称的体形、抛弃层层"救生圈"对孕妇们的诱惑力并不很大,那么运动还能提高妈妈、宝宝身体的免疫力,减少妊娠高血压和妊娠糖尿病的发生。更为重要的是,运动让身体中的含氧量增加,充足新鲜的氧气通过胎盘传输给腹中的宝宝,有利于刺激宝宝的大脑、感觉器官、呼吸系统的发育,也使宝宝吸收更多的营养,既聪明又健壮。所以,适量运动有绝对的理由以适当的频率保持下去。

对于运动强度,加拿大专家推荐对话测试:运动时孕妇能进行对话即为合适强度;如果不能对话,则说明运动强度过高。对于有合并症的孕妇,一定不要忘记咨询医师。

俗话说,生命在于运动,对孕妇说来是两条生命,意义格外重要。适当的、合理的运动能促进孕妇消化、吸收功能,可以给肚子里的宝宝提供充足的营养,到时候会有充足的体力顺利分娩,分娩后也能迅速恢复身材。

怀孕期间进行适当的运动,可以促进血液循环,提高血液中氧的含量,消除身体的疲劳和不适,保持精神振奋和心情舒畅。

适当运动可以促进母体及胎儿的新陈代谢,既增强了孕妇的体质,又使胎儿的免疫力有所增强。

运动时由于孕妇肌肉和骨盆关节等受到了锻炼,也为日后

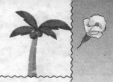

顺利分娩创造了条件。

当然,孕妇在生理上有其特殊性,因此孕妇在参加运动时,要注意保持身体平衡,动作不要过猛,避免摔跤;运动中量力而行,避免过度疲劳;在运动中如发生腹痛、出血、破水或运动后胎动消失,都应迅速去医院就诊。

误区　怀孕后就不能游泳

有些孕妇担心游泳池不卫生,怕影响宝宝,因而不敢游泳。其实,在怀孕的过程中,游泳是最让孕妇感到舒服的一项运动。特别是进入孕后期时,其他的运动变得越来越不舒适,而游泳尤其有帮助。此外,在水中运动时,由于身体各部位的关节承受身体的压力减轻,因此受伤的概率自然也就降低许多,即便在没胸深的水里垂直站着,背部、臀部、膝盖、足踝关节等部位因为水的浮力也会比在陆地上承受的压力小。游泳一方面可以让孕妇达到运动的目的,水的阻力使其做平缓的运动而不会伤及关节。另外,游泳比参加其他球类活动,需要不停跳跃要安全许多。特别值得一提的是,对于那些有下背部疼痛困扰的孕妇来说,可以借来回游泳、水中有氧运动或在水中漫游来运动下背部的肌肉,以达到舒缓甚至治疗背部疼痛的毛病,同时孕妇的心情也可因此放松些。不过,如果医师认为你的身体状况并不适合游泳也不要太勉强。

游泳除了让孕妇觉得舒服之外,对胎儿也是很安全的。因为在游泳池中,孕妇的体温几乎不可能会有过高的现象。而当孕妇在游泳的时候,可以想象到肚子里的胎儿似乎也在游泳呢!

当然,如果家或社区有游泳池那是最好不过的了,否则可

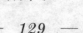

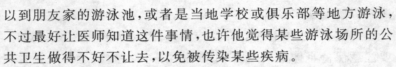

以到朋友家的游泳池，或者是当地学校或俱乐部等地方游泳，不过最好让医师知道这件事情，也许他觉得某些游泳场所的公共卫生做得不好不让去，以免被传染某些疾病。

至于泳衣方面，还是应该以舒适为最优先考虑，而不要为了让身材看起来比较好看，勉强自己穿上不舒服的泳衣，这就舍本逐末了。由于不能向别人借泳衣，而且时间放太久或者泳池的化学成分等都会影响泳衣的弹性，因此如果孕妇决定在怀孕时以游泳作为主要的运动，还是建议重新买件合身的泳衣吧！

游泳是极好的孕妇运动。如果能谨记以下几点，相信一定可以在游泳时游得安全与安心：①水温最好能够保持在 30℃左右，一方面在这种水温下，肌肉不容易抽筋，也不太容易疲劳；另一方面，这样的水温也不会因为太热而使体温升高。②为了避免入水前或出水后滑倒，最好能穿着防滑拖鞋，到了池边才脱掉，或者一出水后就马上穿上防滑拖鞋。③别过度伸展关节。由于水里有浮力，因此常常容易过度伸展关节而不知。④千万别潜水。⑤如果天气许可的话，尽量选室外的游泳池，这样不会被氯气的味道刺激而感到不适。当然，目前最新的泳池过滤系统，是用杀菌力更强且无味的臭氧来替代氯气。如果孕妇能够挑选这样的泳池，就没有什么好担心了。⑥不论在游泳前还是游泳后，都要记住补充水分或果汁，就像做其他运动一样。因为，游泳也是一种运动，尽管四周都是水，还是有可能会有脱水状况的发生。如果有一次游好几趟的习惯，最好随时做脉搏测量或了解说话速度，以确定自己是否已经运动过量。许多人到了水里后都不太知道自己体能的状况，如果经过测量之后，发现自己已经有运动过量的现象，就应该减缓运动量或者干脆到岸上休息一下。

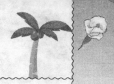

误区 孕妇身体好做运动不必顾忌

妇女怀孕是个生理过程,虽然为了胎儿的生长发育,孕妇全身都发生了一系列变化,但一般情况下孕妇都能胜任这个负担,能照常参加工作和适当的运动。当然,孕妇的运动以不感到疲劳、不损害胎儿为原则:

(1)并非所有的孕妇都适合做运动。如果有心脏病,或是肾脏、泌尿系统的疾病,或是曾经有过流产史,自然是不适于做孕期运动的。患有妊娠高血压综合征者由于血压不稳定,也不适于运动。

(2)如果在怀孕前就经常锻炼,那么幅度较小的锻炼项目应该从始至终地坚持下去,但是时间和强度应该加以控制。如果在孕前不经常锻炼就应逐渐加强,一直到适当的程度。

(3)怀孕头 3 个月最好不要做幅度和强度较大的运动,因为这时胚胎还没有牢固地"扎下营盘",运动可能会导致流产;怀孕 7 个月以后也不适宜,这时宝宝已经长得很大了,运动有可能导致早产等问题。因此,这类运动最适宜的时间段是从怀孕 4 个月开始,到 7 个月止。

(4)孕期不可以做举重和仰卧起坐运动,因为它会妨碍血液流向肾脏和子宫,有可能影响胎儿发育,甚至导致流产。不要跳跃、猛跑、突然拐弯或弯腰,不可弯腰过度,也不要做时间太长、太累的运动。

(5)要避免过热。当身体温度高于 39℃ 时,会对胎儿发育带来危害,因而在热天要避免运动,夏天锻炼的时间应安排在一早一晚比较合适;而且要多喝水,充分休息。如果出现异常,应立即停止,尽快回家。

（6）一定要注意身体的警示信号。有的孕妇会突然感到头晕，呼吸不畅，或者心跳加快，重心不稳等，这在孕晚期尤为明显。每当出现这些情况时就要立即停止活动，仔细观察。如有以下情况之一，请尽快就医：血压较高，降不下来；特别疼痛；阴道流血；羊水破出；心跳不规律等。

（7）如果怀孕前一直喜欢运动，妊娠后仍可进行，以不感疲劳或不感上气不接下气为限度，剧烈运动在孕期是不适宜的。如果平时无锻炼习惯，也不必为了妊娠去重新开始，可做些家务、散步、体操等。

（8）尽量避免做任何可能损伤腹部的危险运动。

（9）提倡做孕妇体操，怀孕 3 个月起开始坚持每天做孕妇体操，借以活动关节，使孕妇精力充沛，减少由于体重增加及腹部渐渐隆起所致的重心改变而引起的肌肉疲劳。孕后期如能坚持锻炼可使腰部与盆底肌肉松弛，增加胎盘供血，有利于促进自然分娩。

（10）游泳是孕妇最好的运动。

（11）不要在太热或太冷的环境下进行活动，孕妇体温过高或过低会影响胎儿发育。

（12）避免过分跳跃、弹跳或大幅度动作的运动，以免跌倒损伤胎儿。

（13）怀孕期超过 4 个月后避免以仰卧姿势进行训练，因为胎儿的重量会影响血液循环。

（14）运动要循序渐进，整个过程须包括运动前的热身、伸展及运动后的调息阶段。

（15）怀孕时期的生理改变会导致韧带松弛，伸展时须小心避免过分拉伸肌肉及关节。

（16）最舒服的运动，就是不会增加身体负担额外重量的运

动。怀孕时，可以持续游泳与骑固定脚踏车，走路与低冲击力的有氧运动也是可以接受的。孕妇可以和妇产科医师讨论，以决定何种运动对母体与胎儿最好。

（17）孕妇运动时要注意避免做容易跌倒或受伤风险的运动，如肢体碰撞或激烈的运动。孕妇肚子即使轻微的受伤，也可能造成严重的后果，同时避免长时间站立。在大热天里选择清晨或黄昏时运动，可以避免体温过高。如果在室内运动，请确保通风透气，并且可以使用电风扇帮助散热。即使不觉得口渴，也要补充足够的水分，且务必摄取均衡的饮食，因为怀孕时即使不运动，每天也需要增加热能的摄取。

（18）运动的孕妇如果突然发生严重的腹痛、阴道出血，或是停止运动后子宫仍然持续收缩 30 分钟以上，要立即就医；如果运动时发生胸痛或严重呼吸困难，亦要立即停止运动并且就医。

孕妇最好在运动前，先与妇产科医师讨论。孕妇如果有健康问题，运动会对孕妇或婴儿造成伤害。如果经医师许可，孕妇可以先由较轻松的运动开始，以不引起疼痛、呼吸困难或过度疲倦为度，然后慢慢地增加运动量；如果感觉不舒服、呼吸困难或非常疲倦，就要减少运动量。如果怀孕前就有运动习惯，怀孕时保持运动会比较容易；如果以前没有运动习惯，则怀孕时要很缓慢地开始运动，不要操之过急。许多妇女发现怀孕时，需要减少运动量。

误区　不同孕期可以做相同的运动项目

研究发现，孕妇经过运动体温上升时，会通过胎盘对宝宝形成"热保护机制"，这种上升的体温能抵消母体过热对宝宝的影响,保证宝宝一直处于安全的生长环境当中。看来,怀孕期间做运动对宝宝还真是件好事儿,但是孕妇能做什么运动,又应怎么做运动呢?

(1)孕早期:一般来说,怀孕期在16周之内,也就是4个月内的孕妇要多做有氧运动。游泳就是首选项目,别以为孕妇游泳不安全。事实上,游泳对孕妇说来是相当好的有氧运动,可根据身体具体情况而定,如果是怀孕前就一直坚持游泳者,而且怀孕期间身体状况良好,那么从孕早期到后期都可以继续进行游泳。最重要的是,游泳让全身肌肉都参加了活动,促进血液流通,能让宝宝更好地发育。同时,孕期经常游泳还可以改善情绪,减轻妊娠反应,对宝宝的神经系统有很好的影响。游泳要选择卫生条件好、人少的游泳池,下水前先做一下热身,下水时戴上泳镜,还要防止别人踢到宝宝。孕期游泳可以增加心肺功能,而且水里浮力大,可以减轻关节的负荷,消除瘀血、水肿和静脉曲张等问题,不易受伤。

除了游泳,像快步走、慢跑、跳简单的韵律舞、爬爬楼梯等一些有节奏性的有氧运动可以每天定时进行一两项。但是,像跳跃、扭曲或快速旋转的运动都不能进行,骑车更应当避免。而日常的家务,如擦桌子、扫地、洗衣服、买菜、做饭都可以,但如果反应严重,呕吐频繁,就要适当减少家务劳动。

(2)孕中期:也就是怀孕4~7个月,胎盘已经形成,所以不太容易造成流产。这个时期,宝宝还不是很大,孕妇行动也不是很笨拙,所以在孕中期增加运动量是适合的时期。这时候所说的加大运动量,并不是增加运动强度,而是提高运动频率、延长运动时间。但需要强调的是,一定要根据自己的情况来做运动,不要勉强运动。如果以前一直没有运动,那么可以做一些轻微的活动,如散步、做健身球运动;如果以前一直坚持运动,

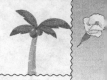

可以游泳、打打乒乓球。但切记不要做爬山、登高、蹦跳之类的剧烈运动,以免发生意外。孕中期的体重增加,身体失衡,做起家务来要困难很多,因此要避免过高或过低的劳动,像擦高处玻璃,弯腰擦地都有危险。

(3)孕晚期:也就是怀孕 8～10 个月,尤其是临近预产期的孕妇,体重增加,身体负担很重,这时候运动一定要注意安全,既要对自己分娩有利,又要对宝宝健康有帮助,还不能过于疲劳,这时候不要在闷热的天气里做运动,每次运动时间最好别超过 15 分钟。

这一时期的运动突出个"慢"字,以稍慢的散步为主,过快或时间过长都不好,在速度上,以 3 千米/小时为宜,时间上以孕妇是否感觉疲劳为度。

在散步的同时,孕妇还要加上静态的骨盆底肌肉和腹肌的锻炼,不光是为分娩做准备,还要让渐渐成形的宝宝发育更健全、更健康,增强他的活力。所以,这个时期在早上和傍晚,做一些慢动作的健身操是很好的运动方法。例如,简单的伸展运动;坐在垫子上屈伸双腿;平躺下来,轻轻扭动骨盆;身体仰卧,双膝弯曲,用手抱住小腿,身体向膝盖靠等简单动作。每次做操时间在 5～10 分钟就可以,动作要慢,不要勉强做动作。

这个时期千万不能过度疲劳,不要再做家务劳动,而像跳伞、高空弹跳、跳水、滑水更是绝对不能再做的。

误区 所有的孕妇都适合体育锻炼

并非所有的孕妇都可以从事运动锻炼,如孕妇患有高血压、心脏病、糖尿病、习惯性流产、下肢严重水肿等应禁忌。孕期前 2 个月,分娩前 1 个月都不宜从事运动。其次,即使健康

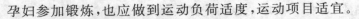

孕妇参加锻炼,也应做到运动负荷适度,运动项目适宜。

应合理选择那些轻松愉快、练习平缓、活动幅度不大、无拘无束的轻快运动项目,如散步、园艺活动、打乒乓球、划船、游泳、做保健徒手操等。锻炼时,心跳不应超过120次/分钟。每次锻炼时间为20～30分钟。同时,应加强每次运动中、后的自我监护。运动时要有家人陪伴为好,以锻炼后不感到心悸等不适为度。一旦运动中出现任何不适,都应迅速调整运动负荷量或暂停运动。值得提醒的是,在整个孕期不宜从事跳跃、旋转和突然转动等一些大幅度的剧烈运动,并时刻避免那些挤压腹部,强烈震动腹部的动作。

误区 孕妇可以照常开车

随着私家车的普及,不少来医院检查的孕妇都是开车来体检的,这个比例约占前来孕检人数的20％左右。不少孕妇认为除了刚怀孕的3个月,以及怀孕的最后3个月不能开车外,其他几个月都是可以开车的。因为她们觉得刚怀孕的3个月妊娠反应大,对汽油味等比较敏感,容易引起流产,而怀孕最后3个月肚子已经比较大,开车时会顶着方向盘,不方便开车。但从孕妇、胎儿及交通安全的角度来说,整个怀孕期的准妈妈们都不适宜开车。

因为开车的时候,孕妇弯曲着身子坐在座位上,骨盆和子宫的血液循环不好,而且开车时易紧张、焦虑,且车内多为密闭环境,车内装修物会散发出多种化学物质,空气质量差,不利于胎儿的发育。遇到紧急刹车时,方向盘又很容易冲撞腹部;另外,怀孕期间由于孕激素的影响,准妈妈们的脑细胞会发生一些水肿,使得准妈妈们的反应要比没有怀孕的人迟钝很多,此时如果开车就会给交通带来很多不安全因素。此外整个怀孕期间,孕妇都应保持适量的运动为好,促进血液循环和肌肉弹力,以车代步不利于胎儿的成长发育,也不利于以后孕妇分娩。

孕妇自怀孕后就最好不要开车,如果实在无法避免开车,也应遵守以下原则:首先,孕妇不宜开新车,新购置的车皮革等气味很重,车内空气污染严重,不利于孕妇和胎儿健康。孕妇最好也不要乘坐新车。第二,时速请勿超过 60 千米,避免紧急刹车,每天只开熟悉路线,而且连续驾车尽量不超过 1 小时。第三,孕妇开车或坐车出行,应尽可能避开交通堵塞的高峰时段,事先要做好路况调查。第四,车内始终保持适宜的温度,绝对禁止吸烟。第五,安装防晒窗帘或者粘贴车窗防晒膜,避免阳光直射。第六,为防止长时间疲劳开车,可以准备一些舒适的头枕、靠垫等。第七,孕妇系安全带的要求比常人更严格,安全带的肩带置于肩胛骨的部位,而不是紧贴脖子;肩带部分应该以穿过胸部中央为宜,腰带应置于腹部下方,不要压迫隆起的肚子。身体姿势要尽量坐正,以免安全带滑落压到胎儿。

误区 怀孕了就不能骑车

骑自行车是不少人的出行方式。但对于孕妇这个特殊的群体,骑车可不可以呢?

医学研究表明,孕期只要避免剧烈运动和过度疲劳,骑自行车不仅不会有危险,还有助于增强心肺和肌肉功能,对孕妇有益。因此,在不存在高危流产因素的情况下,妊娠初、中期适当骑自行车出行、锻炼是没有问题的。不过,在骑车过程中也要注意以下几点:

(1)适当调节车座的坡度,使车座后边略高一些,坐垫也要柔软一点,最好在车座上套一个海绵座,以缓冲车座对会阴部的压力。

(2)要骑女式车,因为骑男式车遇到紧急情况时,容易造成骑跨伤。骑车速度不要太快,防止因下肢劳累、盆腔过度充血而引起不良后果。孕妇因体态的关系,上、下车子不太方便,所以车后座不要驮载重物。

(3)一般孕妇不适于骑车长途行驶,骑车遇到上、下陡坡或道路不太平坦时,不要勉强骑过,因为剧烈震动和过度用力易引起会阴损伤,影响胎儿。

(4)怀孕晚期的孕妇肢体不灵活,应付紧急情况的能力差,骑车危险性比较大。一旦发生撞伤很可能引起软组织损伤、羊水早破,甚至早产,特别危险的是,外伤有可能引起胎盘早剥、阴道大出血,引起胎儿生命危险。所以,孕晚期不宜骑车。

此外,如孕妇患有高血压、心脏病、糖尿病和肾炎,最好不要骑车;车流量很大的街道,也不适于孕妇骑车。因为机动车排放废气中所含的微小颗粒容易对人的血管造成严重损害,增加骑车者患心脏病的风险。

误区 孕妇可以照常上舞厅跳舞

舞厅是人多嘈杂的公共场所,那里空气不好,含菌量非常高。据测定,每立方米空气中含菌量高达 400 万个,比普通居室高 4 000 倍左右。孕妇频繁去舞厅跳舞有以下危害:

(1)舞伴的频繁变换会增加孕妇感染病毒的机会。若孕妇感染了肝炎、风疹、流感等病毒,会通过胎盘血液循环进入胎儿体内,影响胎儿器官组织的正常分化,导致胎儿各种先天性畸形,还会造成流产、早产、死胎等。

　　（2）舞厅空气中的一氧化碳、二氧化碳和尼古丁等含量很高，孕妇若常在这样空气污染严重的环境中逗留，一定会受到危害，易生痴呆儿或造成胎儿的先天性缺损。

　　（3）舞厅里大多安装的是大功率立体声扩音装置，其噪声都在 100 分贝左右。孕妇若常常处在强噪声环境中，会使听力下降、血压升高、激素分泌紊乱，直接影响胎儿的生长发育。如果孕妇经常处在强噪声环境中，胎儿的内耳就会受到损伤，出生后的听觉发育也会受影响，甚至还会伤害脑细胞，使出生后的孩子大脑不能正常发育，造成智商水平低下。

　　孕妇一定要远离舞厅，若想听音乐、跳舞，可以在家里或安静、整洁、优雅的环境中进行，这样既能使孕妇安全娱乐，又能使胎儿得到音乐胎教。

误区　孕妇无须顾忌和常人一样外出活动

　　一般来说，孕妇不宜出远门，若要外出旅行应做好充分准备，小心照料自己和腹中的胎儿。

　　（1）行前务必与医师联系，让医师了解整个行程计划，并请医师提出建议。医师也要了解孕妇可以携带哪些药物，并给孕妇一些旅游目的地有关医疗卫生状况的信息。

　　（2）孕期旅行可将时间安排在怀孕的第 4～6 个月之间，最为安全妥当，因怀孕初期的不适与疲劳已渐消失，末期的沉重肿胀等尚未开始。另外，孕早期易于流产，末期可能早产，也是原因之一。

　　（3）不到医疗条件落后的地区。确保在发生紧急意外情况时，能获得妥善的现代化的医疗服务。

　　（4）不要前往传染病流行地区，以防对胎儿造成危害。

（5）充分准备行李。除了宽松舒适的衣鞋之外，最好携带一个枕头或软垫，以便搭乘飞机或乘车时使用。

（6）孕妇易疲倦，行程安排不要紧凑，应有充分的休息，避免不当的压力焦虑。

（7）长距离旅行，以搭飞机为宜。飞机最省时，又可避免长途的颠簸，是比汽车、轮船都好的交通工具。最好要求靠过道的位置。靠过道的位置不但上厕所方便，同时也可让孕妇不时起身走动一下。孕妇在飞机上最好每隔 15 分钟便走动几圈，可促进血液循环，防止腿部静脉瘤的发生。无论坐汽车或搭飞机，都要系上安全带，这样能够减轻和减少意外伤害。

（8）腹泻对孕妇说来十分危险，而发热、脱水等症状更可能导致流产，因此孕妇在旅行时对当地食物饮水要格外小心，避免生食及非罐装饮料。

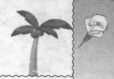

四、走出医疗误区

误区 孕前检查不重要

很多妇女包括她们的家人对孕前检查并不是很重视。许多人认为，单位每年都组织体检，自己身体很健康，没有必要再花"冤枉钱"。还有一些人随意拒绝进行某些检查项目。

其实，一般的体检并不能代替孕前检查。体检主要包括肝及肾功能、血常规、尿常规、心电图等，以最基本的身体检查为主，但孕前检查主要检测对象是生殖器官，以及与之相关的免疫系统、遗传病史等。特别是在取消婚检的今天，孕前检查能帮助孕育一个健康的宝宝。必做检查项目对于每个女性来说，都是一个不能少的。

孕前检查主要包括：

（1）生殖系统：通过白带常规筛查滴虫、真菌、支原体及衣原体感染、阴道炎症，以及淋病、梅毒等性传播性疾病。

①检查目的。是否有妇科疾病，如患有性传播疾病，最好先彻底治疗，然后再怀孕，否则会引起流产、早产等危险。

②时间。孕前任何时间。

③检查对象。所有育龄女性。

（2）脱畸全套：包括风疹、弓形虫、巨细胞病毒 3 项。

①检查目的。60％～70％的女性会感染风疹病毒，一旦感

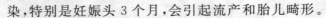

染,特别是妊娠头 3 个月,会引起流产和胎儿畸形。

②检查时间。孕前 3 个月。

③检查对象。育龄女性。

(3)肝功能:肝功能检查目前有大小功能两种,大肝功能除了乙肝全套外,还包括血糖、胆质酸等项目,比较全面。

①检查目的。如果母亲是肝炎患者,怀孕后会造成胎儿早产等后果,肝炎病毒还可直接传播给孩子。

②检查时间。孕前 3 个月。

③检查对象。育龄夫妇。

(4)尿常规:有助于肾脏疾患的早期诊断,10 个月的孕期对母亲的肾脏是一个巨大的考验,身体的代谢增加,会使肾脏的负担加重。

①检查方法。查尿。

②检查时间。孕前 3 个月。

③检查对象。育龄女性。

(5)口腔检查:如果孕期牙齿要是痛起来了,考虑到治疗用药对胎儿的影响,治疗很棘手,受苦的是孕妇和宝宝。如果牙齿没有其他问题,只需洁牙就可以了,如果牙齿损坏严重,就必须拔牙。

①检查时间。孕前 6 个月。

②检查对象。育龄女性根据需要可能进行的检查。

(6)妇科内分泌:包括孕激素等项目的检查。

①检查目的。月经不调等卵巢疾病的诊断。

②检查时间。孕前。

③检查对象。月经不调、不孕的女性。

(7)ABO 溶血:包括血型和 ABO 溶血滴度。

①检查目的。避免婴儿发生溶血症。

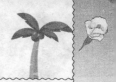

②检查时间。孕前 3 个月。

③检查对象。女性血型为 O 型，丈夫为 A 型、B 型，或者有不明原因的流产史。

(8)染色体检查

①目的。检查准父母有无遗传性疾病，避免把遗传病遗传给下一代。

②检查时间。孕前 3 个月。

③检查对象。有遗传病家族史的育龄夫妇。

(9)特殊群体的检查：如有糖尿病、高血压、过度肥胖的妇女还要进行相关的特殊检测，以保证受孕后母亲和胎儿顺利地度过整个孕产期。

误区 孕期检查次数越多越好

做好孕期检查，是优生优育的关键。但有的孕妇误认为检查的次数越多越好，甚至形成一种心理误区：只有经常看医师，才有安全感。其实，孕期检查的次数并非越多越好。医院不是一方净土，检查的次数越多交叉感染的概率越高。孕期检查，应当在医师的指导下，根据胎儿的不同发育阶段，进行必要的检查。

误区 孕期 B 超检查不必要

孕期做 B 超检查是很有必要的。但是，做 B 超对胎儿有没有影响？孕期能做几次 B 超呢？怀孕早期，除了妇科的常规检查之外，应通过 B 超确定宫内的妊娠是否正常。例如，宫腔内探查不到任何妊娠征象，而在子宫腔外探到异常的回声，结合

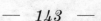

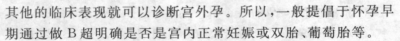

其他的临床表现就可以诊断宫外孕。所以，一般提倡于怀孕早期通过做 B 超明确是否是宫内正常妊娠或双胎、葡萄胎等。

怀孕中期，大约在闭经 16 周左右需要再做 1 次 B 超，以确定胎儿有无畸形和生长发育是否正常。因为如果这时发现胎儿不正常，在闭经 20 周以内中止妊娠，是比较适宜的。

怀孕晚期，即闭经 36 周以后，做 B 超可以明确羊水多少及胎盘的功能。羊水过多或过少，以及胎盘钙化或功能不良，都不应再继续妊娠。必要时需进行剖宫产。

可见，在整个怀孕期间，早、中、晚期各进行 1 次 B 超检查是必要的。然而，有些人对做 B 超的目的不明确，为了弄清楚孩子的性别，不惜到多家医院反复进行 B 超检查，这对母婴均不利。

国外已经有资料证明 B 超对胎儿有损害。国内有专家选择怀孕 7～8 周并准备做人流的妇女，按其做 B 超检查时间长短分为 1 分钟、3 分钟、10 分钟 3 个组进行对照观察。结果发现，做 B 超检查之前，这些孕妇体内的胚胎发育都很好；而做了 B 超检查以后，除 1 分钟的 5 例无变化外，其余的胚胎的绒毛发生了变形，表现细胞排列紊乱，细胞内出现泡状结构，进一步的发展还可使胎儿畸形或发生流产。很明显，B 超对胚胎照射的时间越长造成的不良影响就越大。所以，孕期做 B 超不要超过 3 次。

误区 把妊娠反应当成疾病

许多孕妇都是在不知不觉中怀孕的，她们在孕早期由于不知道身体的变化，经常性地做剧烈运动，特别是把孕早期的妊娠反应当作疾病对待，无意中服用很多药物，当知道怀孕时，又

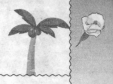

忧心忡忡。孕妇千万别错过了妊娠前 12 周胎儿发育重要时期的维护，因为这个时候一些主要的器官系统可能已经形成。

有一位女士十分渴望生一个小宝宝，可结婚 3 年一直未孕，而当她不经意间怀孕的时候，自己却没有意识到。就在她停经 35 天的时候，出现了恶心、呕吐、食欲缺乏等妊娠反应。于是去医院做了检查，回家后按医嘱认真服药，但是恶心、呕吐一直不见好转，这才想起来去看妇产科。检查后发现已怀孕 50 多天了，所服用的药物已经对胎儿造成致畸伤害。胎儿身体各部位的器官大部分是在怀孕早期的 12 周内产生和形成的，此时也是最容易受外界影响的时期，特别是那些不经意怀孕的妇女，更容易给腹中胎儿带来意外伤害。

孕早期造成胎儿畸形的原因，主要取决于以下三大因素：首先，接受放射性物质，如腹部 X 线透视有可能导致畸形儿的产生；其次，孕早期应用雌激素、雄激素及孕激素，可引起胎儿性别的变化及其他畸形；此外，四环素、激素类药物都有致畸的报道，如孕妇连续用链霉素可致新生儿耳聋。但是一般来说，如果服药时尚为早期胚胎，还没有着床，对胎儿的影响不大；而且通常孕妇吃的只是些感冒药、胃药，药量不大，不必过于担心。但如果吃得多，且服药时间长，或者是抗病毒药物，对胎儿是有影响的，需要引起重视，必要的话可以到医院咨询一下。

为了预防孕妇在孕早期对胎儿造成忽略性伤害，孕妇从孕早期开始（最好从计划怀孕开始），就需要补充叶酸。同时，定期做产前检查，配合好医师。如果想要孩子又未采取避孕措施，在心理上就应该关注自己身体的变化。通常情况下，对于平时月经规则的育龄妇女，该来月经时却没来，就要想到是否怀孕了。另外，部分病人可出现不同程度的恶心、呕吐、择食、嗜酸、乏力、嗜睡等早孕反应，也就是说，早孕反应有时与胃肠道反应相似,这些情况要在就诊的第一时间告知大夫。同时,避免接受放射线,不要饮酒和吸烟。

误区 孕妇有病和常人一样服药

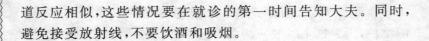

妊娠期用药有可能影响胎儿的正常发育,这一点目前已引起人们的高度重视,但也不可谈药色变,得了病硬扛着不治,尤其是感染性疾病,这样对孕妇及胎儿都不利。其实,妊娠期只要正确选用抗生素,是能做到既治疗孕妇疾病又不影响胎儿健康的。

有证据表明,青霉素类,如青霉素、阿莫西林等及头孢菌素类,如头孢氨苄、头孢拉定等抗生素对胎儿是安全的。以上两类药物都能抑制细菌细胞壁合成而起到杀菌作用,人的细胞没有细胞壁,故药物的毒性低,可安全用于妊娠各期感染患者。大环内酯类,如红霉素、罗红霉素等毒性小,孕妇也可用。

有些药物孕妇是不宜选用的。氨基糖苷类抗生素,如庆大霉素、卡那霉素等对胎儿听力及肾脏有损害;四环素类抗生素,如四环素、土霉素等容易经胎盘进入胎儿体内,孕早期可致胎儿畸形,四肢发育不良及畸形;孕中期可致牙蕾发育不良,从而使乳牙呈棕黄色及牙釉质发育不良,恒牙发育也受影响,易造成龋齿;孕后期可引起肝、肾损害。喹诺酮类,如氟哌酸、氟啶酸等在动物实验中可引起幼崽儿关节发育受损,虽然在人尚无这方面的证据,应用时也应谨慎。磺胺类药物容易通过胎盘进入胎儿体内,与血浆蛋白结合,而将胆红素替换出来导致新生儿黄疸。甲硝唑类药物容易通过胎盘进入胎儿体内,动物实验有致畸作用,尤其是妊娠头 3 个月,组织器官形成时期更是危险,故不宜应用。

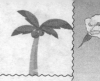

总之，很多药物可通过胎盘进入胎体，直接或间接影响到胎儿的生长发育，甚至造成胎儿死亡、畸形或发育障碍，但并非所有的药物都是如此。合理用药不但对胎儿无害，而且能防止胎儿受母体疾病的影响。有些孕妇因恐惧药物，该服的药不服，致使妊娠并发症和其他病症得不到及时治疗，结果影响了孕妇和胎儿的健康。因此，孕妇应在医师的指导下合理用药。

误区 怀孕了就要大量补充维生素

维生素和其他营养物质一样，过量也会对人体有害，甚至发生中毒。尤其是不少妇女总认为在妊娠时各种维生素的需要量一定数倍于平时，于是就盲目大量补充。殊不知，这不仅无益于自己，也害了腹中的宝宝。

妇女在怀孕后的前 12 周内是胎儿所有器官发育最为活跃的阶段，这时如服用药物如维生素等，对胎儿危害最大。遗憾的是，不少妇女这时并不知道自己已经怀孕。医师发现，许多孕妇服用多种维生素，对胎儿也会产生不可忽视的不良反应。例如，长期过多服用维生素 C，会导致流产或使孩子染色体扯断。

维生素 B_6 可作为某些酶的辅酶，参与体内许多代谢反应。在临床上，妇产科医师常用大剂量维生素 B_6 治疗妊娠呕吐。然而维生素 B_6 的止吐作用至今尚未得到证实。如果孕妇服用维生素 B_6 的剂量高于正常需要量的 100 倍，就有可能发生感觉中枢的神经痛，还可使胎儿发生肢体缩短的畸形，这种后果不仅医师需要了解，每一位孕妇也需要知道。其实，妇女在妊娠期，维生素 B_6 的每日需要量仅比非孕时增加 0.6 毫克（正常

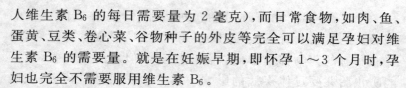

人维生素 B₆ 的每日需要量为 2 毫克),而日常食物,如肉、鱼、蛋黄、豆类、卷心菜、谷物种子的外皮等完全可以满足孕妇对维生素 B₆ 的需要量。就是在妊娠早期,即怀孕 1~3 个月时,孕妇也完全不需要服用维生素 B₆。

孕妇超量服用维生素 A 的危险性就更大了,不仅可引起流产,而且还可能发生胎儿神经和心血管缺损及面部畸形。一般健康人每日维生素 A 的需要量为 4 200~5 600 国际单位。为安全起见,我们将孕妇的每日维生素 A 的最高需要量定为 7 500 国际单位。除非已确诊孕妇患有维生素 A 缺乏症,才给予补充维生素 A。一般来说,每日合理的混合性食物可提供 5 000~8 000 国际单位的维生素 A,这不仅能充分满足孕妇每日维生素 A 的需要量,而且也已达到了哺乳期妇女每日 8 000 国际单位维生素 A 的需要量。富含维生素 A 的动物性食物有肝脏、肾脏、鱼、牛奶、奶油、乳酪、禽蛋等,有时也可以服用维生素 A 原(即 β-胡萝卜素),或食入一些含有维生素 A 原的食物。维生素 A 原是维生素 A 的前体,在体内需经过酶的作用才能转变成维生素 A,故不会产生超量的维生素 A,可以避免由此造成的危险。维生素 A 原存在于菠菜、胡萝卜、甘薯、芒果、柠檬、杏、莴苣、番茄等食物中。我们还要提醒孕妇们注意,千万不要服用治疗痤疮和银屑病的维生素 A 类药物,因为这些药物是最剧烈的致畸药物。

服用过量的维生素 D 可引起母体高钙血症,从而导致胎儿高钙血症,促进骨化。孕期维生素 D 每日限量为 400 国际单位。服用维生素 E 过多,会使大脑发育异常。维生素 K 过量可引起新生儿高胆红素血症和核黄疸。总之,孕妇不可随意滥服维生素类药物,即使需要补充也须遵照医嘱适可而止。

误区 孕早期呕吐盲目服用止吐药

孕早期(5～12周)的妇女常伴有恶心、呕吐、胃纳减退、头晕等妊娠反应,一般在清晨时较重。轻的对母子健康影响不大,不治也可自愈。重的吃什么吐什么,甚至滴水不进,呕出胆汁,孕妇出现尿少、皮肤干皱,有脱水现象,消瘦,营养不良,有时头昏眼花、眩晕,甚至晕倒等严重症状,影响母子健康。

孕妇呕吐多为年轻妇女,主要由于精神过度紧张而引起。应对她们进行安慰、鼓励,使之好好卧床休息,吃可口的饮食。但宜少吃多餐,而不宜服止吐药,尤其是三甲氧苯扎胺,因为据研究表明,用三甲氧苯扎胺与不用该药的严重先天性胎儿畸形发生率有较大的差异,1个月时分别为 2.6% 和 1.5%;5个月时分别为 5.8% 和 3.2%,三甲氧苯扎胺的致畸胎率显著高于其他止吐药。

发生妊娠呕吐时,除解除孕妇的思想负担外,也可在家中先试用下列药物:维生素 B_6,每次 20 毫克,每日 3 次;适量维生素 B_1 和维生素 C 及镇静止吐药,如苯巴比妥每次 0.03 克,每日 3 次;或用氯丙嗪每次 25 毫克,每日 2～3 次,口服,但绝不能长期服用。

中医中药的应用也可取得较好的效果。伏龙肝 100 克,捣烂后用布包,水煎,分数次服;或葡萄干 30 克,水煎或泡开水,频服;或藿香 9 克,竹茹 9 克,生姜 3 克,陈皮 6 克,黄连 3 克,吴茱萸 1.2 克,水煎服,每日 1 剂。

误区 孕早期的感染无大危害

生活环境中存在着大量的病原微生物，如细菌、病毒等，可随时袭击人体，影响健康，甚至威胁生命。如果妊娠后受到感染，很可能影响胎儿，造成不可弥补的后果。

（1）感冒：感冒是最常见的一种疾病，一年四季均可发生。由于妊娠期间抵抗力降低，所以孕妇比普通人更易感冒。感冒多由病毒引起，少数为细菌感染，一般分为普通感冒（俗称伤风）和流行性感冒（简称流感）。一般感冒只有轻微鼻咽部炎症，对胎儿影响不大。但孕早期，由于胎儿的各个器官尚未发育完善，病毒及其毒素可通过胎盘而影响胎儿器官发育，使胎儿患先天性心脏病和兔唇的可能性增加。流感伴有高热，可导致胎儿大脑无法充分发育，特别是妊娠的 14～28 天，发热易造成胎儿神经系统的缺陷，表现为无脑儿、脊柱裂等，甚至导致流产、死胎，或出生后智力低下，记忆力和反应能力明显降低。所以，一旦确定怀孕应预防感冒，避免到空气混浊的公共场所，以减少传染机会。如果感冒症状较轻，一般多喝水、注意休息，口服维生素和感冒冲剂就可以了。若症状重并伴有高热，则应尽快到医院就诊。

（2）风疹病毒感染：风疹是一种通过空气、飞沫传播的呼吸道病毒性传染病。感染风疹后临床症状轻，预后良好，容易被忽视。而怀孕以后感染风疹是导致胎儿先天畸形的主要原因之一。因风疹病毒可以通过胎盘使胎儿感染而发生先天性风疹综合征，其最常见的症状是白内障、耳聋及心血管系统缺陷，其他症状多种多样，几乎涉及全身各系统和组织器官。临床孕早期感染越早发生，先天性风疹综合征发生率越高。在怀孕

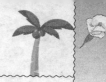

前,应请医师检查是否有风疹病毒抗体。不要认为以前接种过疫苗,对这种病就有免疫力,因为一段时间以后,抗体就会失去效力。如果已对风疹没有免疫力,应当重新接种疫苗。在接种成功后,至少要等 3 个月后才能怀孕,因为这段时间疫苗仍然是活的。如果一旦孕早期感染风疹,应考虑人工流产,以防畸形发生。如果在孕中期或孕晚期感染,对胎儿影响小,就可妊娠至足月。

(3)弓形虫病:现在不少家庭以养宠物为乐,殊不知这些家养的动物身上带有各种病原微生物,可引起人畜共患病。例如,如果感染了猫身上携带的弓形虫,就有可能危及胎儿。弓形虫病是一种原虫,寄生在人体细胞内,当人吃了生肉、生奶、生蛋或被猫、狗的粪便污染的食品,或与动物密切接触后,会被传染。妊娠期感染弓形虫,虫体可通过胎盘而导致胎儿先天性感染,尤其孕早期感染,可能引起死胎,少数为畸形或患先天性弓形虫病,表现为脑积水、脑钙化灶、脉络膜视网膜炎,以及精神活动障碍等。所以,一旦怀上了胎儿,最好要远离宠物。此外,接触生肉后要仔细洗净双手,不要吃未煮熟的肉,水果要彻底洗净才吃。

(4)巨细胞病毒感染:可引起早产或新生儿黄疸、紫癜、溶血性贫血、肝脾大、血小板减少等,新生儿常于出生后数周内死亡。幸存的儿童常出现永久性的智力障碍、小头畸形、癫痫、视网膜炎、失明等。

(5)水痘:可造成胎儿小头畸形、惊厥、智力发育迟缓、肢体发育不良、白内障、小眼、视网膜炎、视神经萎缩等。

(6)带状疱疹:可导致胎儿小头畸形、小眼、视网膜炎、心脏病、神经系统异常等。

畸胎的发生率与感染的时间有关。以感染风疹病毒为例,胎龄越小（即越是孕早期），畸胎发生率越高。因此，孕期，特别是早孕期，应尽可能少去公共场所，也不要接触传染病人，以减少感染机会。

误区　胎儿大就好

胎儿出生体重达到或超过 4 000 克称为巨大胎儿。由于胎儿过大，可能给分娩带来困难，并给母婴带来一定的危险。分娩时由于胎儿过大，常引起胎儿肩部娩出困难，时间过久就可出现胎儿因缺氧而窒息，甚至死亡；在牵拉过程中用力过猛也可引起胎儿上肢神经损伤、颅内出血或母亲骨盆底部肌肉撕裂等；产后由于孕期子宫过度膨胀，子宫肌肉收缩力差，可引起产后大出血。巨大胎儿的诊断单纯依靠观察孕妇腹部大小来判断是不可靠的，因为它受孕妇身高、胖瘦、初产或经产、羊水多少等因素的影响。一般应测量孕妇子宫底高度、腹围大小，并通过 B 超测量胎头大小、肢体长短、胎儿胸围及腹围、羊水量等来科学地、较为准确地估计胎儿大小。

若确诊为巨大胎儿，医师通过仔细判定胎儿大小与母亲骨盆是否相称，即胎儿能否顺利地通过母亲的骨盆娩出而决定分娩方式。例如，胎儿大小与骨盆明显不相称，应进行剖宫产；若估计胎儿大小与骨盆大致相称，即可先行阴道分娩，必要时可行阴道助产协助胎儿娩出。其他因素（如孕妇是初产或经产、妊娠有无过期、羊水多少等）对巨大胎儿的分娩也有一定的影响，医师会综合考虑，酌情放宽手术指征。产前检查过程中如发现胎儿过大，孕妇应适当限制饮食，并在确诊为巨大胎儿后，听从医师意见，接受合适的分娩方式。

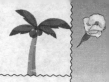

误区 羊水多点少点没关系

羊水是由孕妇血清经羊膜渗透到羊膜腔内的液体及胎儿尿液所组成。它可保护胎儿免受挤压，防止胎体粘连，保持子宫腔内恒温恒压。

（1）正常羊水量：正常羊水为 1 000 毫升左右，羊水量超过 2 000 毫升称羊水过多。若羊水在数天内急剧增加超过正常量，称为急性羊水过多；若羊水逐渐增加超过正常量，称为慢性羊水过多。羊水过多的危害是：①急性羊水过多由于羊水急剧增加使孕妇子宫迅速过度膨胀，可以引起腹痛、腹胀不适；压迫横膈、心脏、肺可引起心慌、气短、不能平卧等；压迫下肢静脉可出现下肢、外阴水肿及腹水。慢性羊水过多由于羊水量是逐渐增加的，一般孕妇已能适应，上述症状较轻。②在产时由于子宫过度膨胀导致子宫收缩无力而引起难产。③胎儿频繁活动于过多的羊水中有时可引起胎位异常。④子宫过度膨胀或羊水压力不均，易发生胎膜早破而引起早产。⑤羊水急剧流出可引起胎盘早期剥离及脐带脱垂。⑥产后由于子宫收缩力差而易发生产后出血。⑦羊水过多常合并胎儿畸形，其中以无脑儿、脊柱裂等神经管畸形为多。

由于产生羊水过多的原因尚不明了，故孕妇一旦发现腹部增大明显时即应去医院检查，以明确是否为羊水过多，胎儿有无畸形，以及有无其他合并症，如双胎、妊娠高血压综合征等。若胎儿畸形，应尽早中止妊娠；若胎儿正常，可根据羊水多少，孕妇症状轻重，予以适当限盐，口服利尿药等治疗，并注意避免胎膜早破。

（2）羊水量少：羊水量少于 300 毫升称为羊水过少。最少时甚至仅有数毫升,此时胎儿皮肤与羊膜紧贴,几乎无空隙存在,B超检查时可见羊水水平段小于3厘米。羊水过少对孕妇影响较少,对胎儿威胁较大。羊水少常与胎儿泌尿系统畸形同时存在,如先天性肾缺如、肾发育不全等;孕晚期常与过期妊娠、胎盘功能不全同时存在。定期产前检查及B超检查可发现羊水过少。在证实羊水过少时应警惕有无胎儿畸形、胎儿缺氧和胎盘功能不全表现。若无胎儿畸形,孕妇应密切注意肠蠕动变化,并随诊子宫增长情况及B超检查羊水水平段,必要时应连续做胎盘功能测定,以及了解有无胎儿缺氧情况,一旦发现异常情况应考虑剖宫产,使胎儿尽快娩出,以保证胎儿安全。如果发生胎儿畸形,则应立即中止妊娠。

误区 孕妇鼻出血没关系

鼻出血就是鼻衄。有些年轻孕妇身体健康,也无急、慢性疾患;鼻子无病,更无挖鼻孔的坏习惯,但常会鼻出血,这是因为怀孕后血中的雌激素量要比妊娠前增加25~40倍。在雌激素影响下,鼻黏膜肿胀,局部血管扩张充血,易于破损出血。鼻中隔的前下方血管丰富,且位置浅表易受损伤,乃鼻出血的好发部位,再加上妊娠引起的变化,即使不受伤,亦会出血。

通常为一侧鼻子出血,并且出血量不多,或仅鼻涕中夹杂血丝而已。由于鼻出血的部位多数在鼻中隔前下方,所以只需把出血那侧的鼻翼向鼻中隔紧压或塞入一小团干净棉花再压迫一下即可止血。若双侧鼻孔出血,可用拇指和食指紧捏两侧鼻翼部以压迫鼻中隔前下方的出血区,时间稍微长些(5分钟左右);再在额鼻部敷上冷毛巾(定时更换)或冰袋,促使局部血管收缩可减少出血,加速止血。鼻出血时,千万别惊慌,要镇

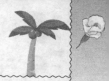

静,因为精神紧张会使血压增高而加剧出血。如果血液流向鼻后部,一定要吐出来,不可咽下去,否则将刺激胃黏膜引起呕吐,呕吐时,鼻出血必然增多。倘若采用上述措施鼻出血继续,则须赶快去医院耳鼻喉科就诊处理。孕妇若反复、多次发生鼻出血,应予重视,需到医院进行详细检查是否存在局部或全身性疾病,以便针对原因,彻底治疗。

误区　孕妇贫血没关系

妇女怀孕后由于体内新陈代谢加快,需氧量增加,此外子宫、胎儿、胎盘增长使血容量也随之大大增加。在增加的血液中血浆增加要比红细胞为多,因此形成了孕期血液稀释的现象,由于这是一种孕期正常的生理过程,医学上称为生理性贫血。孕期血红蛋白低于 100 克/升,红细胞计数低于 3.5×10^{12}/升,可诊断为贫血。

哪些原因能引起孕期贫血呢?红细胞的主要成分是血红蛋白,其合成需要大量的铁。生育年龄妇女由于平时月经失血,或既往妊娠、分娩、哺乳等需消耗体内的铁,因此体内储备的铁常是较低下的。随着胎儿的生长发育,铁的需要量在不断增加,于是孕妇体内首先动用储存的铁,而当其用尽后未能及时补充,或其摄入量少于需要量,或还存在铁的丢失时,则可逐步出现贫血。因此,凡能引起铁的摄入量不足,需要量过多,或引起铁的丢失的原因,均可导致孕期发生缺铁性贫血。

(1)孕妇贫血的原因:孕期贫血最常见的为缺铁性贫血,少数为巨幼红细胞性贫血,常发生于以下情况:

①在孕早期由于孕妇出现厌食、挑食、恶心呕吐等早孕反应,孕中、后期食物中若缺乏足够的铁、蛋白质、维生素 B_{12}、叶

酸等,可由于营养不良而引起缺铁性或巨幼红细胞性贫血。尤其是双胎的孕妇往往因此而合并贫血。

②患胃肠道疾病如急、慢性胃炎时,含铁的食物由于不能在胃中转化为亚铁盐,以致小肠不能很好吸收,使体内因缺铁而贫血。

③孕期急、慢性失血,如胃十二指肠溃疡、痔疮、肠道寄生虫病如钩虫病等,均可引起小量持续出血而发生贫血。

由于胎儿生长需铁量大,故妊娠后半期约有 1/4 孕妇可因铁摄入量不足而有缺铁性贫血。孕期另一种易出现的贫血是叶酸缺乏引起的巨幼红细胞性贫血。另外,还有少见的再生障碍性贫血。妊娠合并贫血,多为缺铁性贫血和营养不良性贫血,其他种类比较少见。引起贫血的原因有失血性贫血,如月经过多,痔疮和消化道溃疡反复出血;也可能是营养不良、摄入的营养要素不足与吸收不良。贫血又可引起一些妊娠并发症,如妊娠高血压综合征在贫血者中患病率增高。重度贫血可致贫血性心脏病,某些情况下可发生心力衰竭。贫血对失血的耐力下降,分娩后失血时容易发生休克,贫血者的抗病能力降低,会造成产褥感染。贫血对胎儿的影响是有可能导致宫内胎儿发育迟缓。

贫血的治疗应从多方面入手,病人不要偏食,注意膳食合理。积极治疗早期妊娠孕吐、消化性溃疡、慢性胃肠炎等,去除病因,根据贫血种类补充铁元素、叶酸、维生素 B_{12}。近预产期时中度以下贫血应给予输血治疗,以免分娩失血导致产妇休克等严重后果。

孕期贫血严重会使胎儿发育迟缓,甚至早产或死胎,亦容易发生胎儿或新生儿缺氧、窒息;对母亲则引起孕期、产时或产后并发症的机会增多,严重贫血孕妇常有心肌缺氧,以致引起

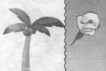

贫血性心脏病。

（2）孕期贫血的自我保健措施

①积极治疗贫血病因。

②注意孕期营养，多吃新鲜蔬菜、水果和动物性蛋白以增加铁、叶酸和维生素的摄入。

③一般贫血者可口服铁剂。二价铁易吸收，如硫酸亚铁等是最价廉物美的。贫血较严重需迅速纠正者，可肌内注射右旋糖酐铁，每日 50～200 毫克。

④口服叶酸每日 5 毫克，可预防巨幼红细胞性贫血。若已有本病，可口服叶酸 5～10 毫克，每日 3 次。若经检查是缺乏维生素 B_{12} 引起者，则可用维生素 B_{12} 100 微克，每日肌内注射 1 次。

⑤若贫血严重（血红蛋白在 60 克/升以下），且已近预产期或短期内需进行手术者，则可采用输血迅速纠正之，原则是少量多次输血或输红细胞混悬液。

⑥如明确诊断为再生障碍性贫血，必须住院治疗。孕期贫血导致机体抵抗力低下，要特别注意预防感染。

误区 妊娠前用药不必注意禁忌

大家一般不注意妊娠前母亲用药对胎儿的危害性，以连续的关系看，有些药物在孕前使用对胎儿有一定影响，如胎龄第一周死亡或胚泡细胞数减少等可造成流产、畸胎、死胎、智力障碍。妊娠前用药可能会出现以下后果。

（1）药物引起染色体损害，如奋乃静、氯丙嗪和致幻药（LSD）等。

（2）细胞毒作用，如硫唑嘌呤、环磷酰胺。

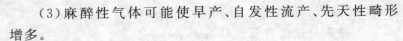

（3）麻醉性气体可能使早产、自发性流产、先天性畸形增多。

（4）诱发排卵的药可能带来多胎妊娠。父亲在受精时用药问题，经动物实验表明可导致胎儿体重减轻，新生儿死亡率增加。可能系药物存在于精液内，引起受精卵发育改变或直接影响遗传物质。

误区 孕妇有病也不能服药

有病用药，这在正常人很自然，但对孕妇来说则不然了。自从孕妇因孕吐而服用"反应停"药物，造成胎儿出现海豹样畸形以来，孕妇越来越害怕用药。当今人们已将优生优育提到一个很高的位置，孕妇患病以后担心药物对宝宝的不良影响而拒绝使用任何药物，以致延误病情甚至危及母子生命的事情也并不鲜见。有的孕妇在诊断妊娠前使用过几支青霉素就要求人工流产，其实大量临床研究证实孕妇使用青霉素对胎儿是安全的。

孕妇用药直接关系到下一代智力和身体健康，因为大多数药物都可以通过胎盘从母血进入胎儿体内。妊娠早期用药不当可导致胎儿畸形和死亡。妊娠中期和晚期器官分化成熟，可导致器官功能的变化，影响胎儿和新生儿的发育和生长。但是，不是所有药物在孕期均不能应用，如促胎儿生长和成熟的药物均对胎儿有利。有些产妇有合并症、心脏病、糖尿病等也要根据病情用药，不然妊娠就难以维持。因此，孕期用药必须考虑到母亲和胎儿两个方面，在医师指导下合理用药。切不可一切药物都禁用，也不可滥用。

孕期有病应当治疗，但用药必须谨慎，因为母体所用药物可通过胎盘转运而以 3 种方式影响胚胎—胎儿：①直接作用于胚胎—胎儿。②影响胚胎—胎儿赖以生存的胎盘。③作用于母体，干扰内分泌、营养物质代谢等而间接影响胎儿。

　　注意用药慎重，并非主张绝对不用药。有的孕妇对药物产生恐惧，不管得什么病一律不吃药，结果对自己和胎儿的发育都不利。例如，有的孕妇患有高血压不愿服用降压药，造成分娩时发生子痫，危险性很大。所以，孕妇既不可一有病就急于用药，也不可把药物拒之病外，重要的是在医师指导下正确用药。

误区　孕妇服中药无大碍

　　一些孕妇听说西药不良反应大，容易导致胎儿畸形、流产和早产等，于是便想到利用中药，认为中药无不良反应，绝对安全，其实这是一种错误而危险的想法。中药相对于西药较为安全，但有很多中药也可以导致胎儿畸形或流产。例如，中草药中的红花、麝香、当归等，就有兴奋子宫的作用，子宫强烈收缩时可引起胎儿宫内缺血、缺氧，导致胎儿发育不良而出现畸形。雄黄、朱砂对胎儿的致畸作用是肯定的。所以，孕妇用中药也应谨慎。

　　即使是补益药，如人参和鹿茸也不可滥服。妇女怀孕后，一般都有阴血偏虚、阳气偏盛的情况，即如俗话所说的"有胎始有火"，因此除人参和鹿茸外，一些温燥性的药物，如附子、干姜、肉桂、核桃肉、胎盘等，必须慎用、少用，否则可能出现轻度不安，烦躁失眠，咽喉干痛等症状。一些辛热的食品，如辣椒、酒等，也应能不用就不用，绝不可长期服食。

　　我国古代名医李时珍在《本草纲目》中就明确列出了妊娠

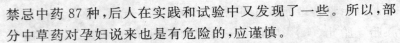

禁忌中药 87 种,后人在实践和试验中又发现了一些。所以,部分中草药对孕妇说来也是有危险的,应谨慎。

有些孕妇患病时,对西药怀有恐惧心理,但却随意选用中药,认为它们药性缓和、安全可靠。其实这是一种误解。诚然,某些益气补肾的中药具有安胎功效,能促进胎儿生长发育,如驰名中外的"寿胎丸"等,用于孕妇先兆流产,疗效显著。然而,某些中药含有生物碱等成分,有一定的毒性反应。若数种中药合用则毒性更为复杂,往往会影响胎儿的生长发育,特别在怀孕初期的 3 个月内,几乎与西药一样,极易引起胎儿畸形,早产、流产或死胎,故不能掉以轻心。

需慎用的中药:①辛热药,如肉桂、厚朴、干姜等。②利尿药,如薏苡仁、瞿麦、滑石、木通、车前子等。③破气药,如枳实、青皮等。④补益药,如五味子、棉根皮等。

应禁用的中药:①活血化瘀药,如红花、桃仁、三棱、莪术、水蛭、虻虫、川芎、牛膝、蒲黄、乳香、没草、益母草、穿山甲、皂角、延胡索、郁金、五灵脂等。②峻下药,如芫花、甘遂、大戟、黑牵牛子、白牵牛子、芒硝、大黄等。③芳香走窜药,如麝香、冰片、丁香、降香等。④毒性猛烈药,如斑蝥、蜈蚣、全蝎、商陆、巴豆、红砒、白砒、雄黄、蟾酥、轻粉、生川乌、马钱子等。

上述药物有的可使孕妇血液循环加速,刺激子宫并反射性地引起子宫强烈收缩,从而导致胎儿缺血、缺氧,使之发育不良形成畸胎,或引起流产、早产和死胎;也有的通过刺激消化系统兴奋子宫,并引起反射性的收缩,使胎儿着床不稳而引起流产;还有的通过神经系统引起子宫收缩,容易导致胎儿早产或流产。

孕妇使用中草药或中成药固然要十分慎重,但不能因噎废食。若惧怕药物对胎儿有影响而不敢应用,任病情发展,则必

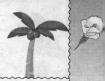

然会使母婴健康均受损害。况且,给胎儿带来危害的药物毕竟为数不多,故该用的还要用。但必须遵照医嘱,剂量不宜加大,疗程不宜过长,切忌擅自随意选用。即使是一些滋补药,如肉桂、鹿茸等也会产生火逼胎动,对胎儿不利。

有人担心中药汤剂大多呈褐色,孕妇服用后会不会使小儿皮肤变黑?当然不会,因为人的皮肤颜色主要是由遗传因素等决定的。

误区 孕妇多服鱼肝油好

鱼肝油的主要成分是维生素 A 和维生素 D。适量的服鱼肝油有利于胎儿的发育,可促进孕妇血钙增多,防止发生因缺钙而"抽搐"。许多人把鱼肝油看做是营养品,认为吃的时间越长,量越多越好。其实不然,鱼肝油用量太大或长期服用,则将有害于孕妇和胎儿的健康。

鱼肝油不是一种高级滋补品,而是一种维生素缺乏症的治疗药物。孕妇过多地服用鱼肝油,会导致胎儿的畸形。国外不少生理学、遗传学的专家指出:某些使用维生素 A、维生素 D 治疗皮肤病的孕妇,生下的胎儿畸形居多,其原因是由于身体中某种酶的缺乏造成维生素 A、维生素 D 在体内蓄积。胎龄越小,与维生素 A、维生素 D 的亲和力越强,造成胎儿畸形的可能性就越大。鱼肝油含有丰富的维生素,其中不乏维生素 A、维生素 D 的成分,孕妇过多地服用是很容易导致胎儿畸形的。所以,孕妇切莫滥服鱼肝油。如病情需要,也应按医师的嘱咐使用。

误区 孕期拔牙无大碍

拔牙是一个普通的外科小手术。但对于孕妇来说,妊娠期体内的激素水平发生变化,口腔对局部的刺激产生较为明显的炎性反应,如牙龈炎及牙龈出血。在这种情况下,拔牙伤口愈合较慢,也容易引起局部甚至全身感染。在妊娠期间,为了保护胎儿,许多药物都是禁用的,特别是抗生素等消炎类药物。这样对炎症的控制、伤口的愈合都增加了困难。

目前,我国尚未把牙齿检查作为一项产前必检项目,但为了牙齿的健康,避免牙病对孕妇造成损害,建议把牙齿检查作为孕期医疗检查的一部分,更好地保护孕妇和胎儿的健康,当然这可能需要一段时间。对于孕妇来说,如果产科医师没有做牙齿检查,我们建议自己要去口腔科做一次检查,以排除潜在的牙齿隐患。

孕妇怎样注意口腔保健呢?①孕前先做一次口腔检查,对潜在和轻度的口腔疾病做彻底的治疗,如牙龈炎、龋齿、阻生智齿等。②孕期要保持口腔清洁。每餐饭后用软毛刷顺牙缝刷牙,以清除食物残渣,避免细菌在口内兴风作浪。③食物以质软食品为主,以避免牙龈损伤与负担过重。多吃新鲜蔬菜水果以养护牙龈。④如有牙龈出血等情况,可多吃番茄、柑橘、青椒等富含维生素 C 的食物。⑤结合使用含氟及带有抗牙龈炎功效的牙膏。⑥不要自我诊治口腔疾病及乱用药,有不适症状应立即去看牙医,进行专业的诊治。

误区 孕中期的六种疼痛是小事

孕中期的六种疼痛不应轻视,因其可能是合并其他疾病的先兆。

(1)腰背酸痛:怀孕后随着子宫不断增大,身体重心渐渐向前移,在站立或走路时,为保持重心平衡,孕妇自然而然将肩和头向后仰,胸部挺起。这种姿态造成脊柱过度前凸,腰部肌肉过于疲乏,所以感到疼痛。孕妇要注意休息,避免长时间地站立和步行。腰痛严重的,可用腹带托起增大的子宫,减少腰肌张力。做做缓解腰痛的体操。如果腰痛同时伴有右下腹部疼痛,并且疼痛延伸到右侧大腿,还有尿频、尿急等症状,应及时就医。如果腰痛的同时伴有小腿抽筋,要当心是否发生了低钙血症。

(2)胃灼痛:孕期常有胃部胀气和饱满感,有的孕妇还经常出现胃烧灼痛和反酸水,是因为孕期胃部的肌肉蠕动变得迟缓,胃液停滞不前,加上有时胃部逆行蠕动,使胃内酸性内容物从胃里反流到食管引起的。孕妇要按时进食,吃好每一顿正餐,不要让胃空着。少食多餐是防止胃烧灼痛的好办法。包括下午茶和夜宵在内,一天可进食4~5次。拒绝刺激性食物,不吃很酸的及味道浓烈的食物和碳酸饮料,它们将刺激胃液分泌,加重胃灼痛。如果胃部疼痛同时伴有恶心、呕吐,更典型的症状是随后疼痛转至右下腹,要小心是否发生了急性阑尾炎。如果胃部烧灼痛的同时,伴有恶心和发热,并且进食后疼痛加重,需及时就医。

(3)乳房胀痛:很多孕妇在孕早期就出现了乳房胀痛。这是由于怀孕时体内大量分泌雌激素,乳房发胀、乳头变得敏感。

孕妇要选择型号合适、肩带较宽、柔软舒适的棉制胸罩。按摩沐浴后双手涂些护肤油按摩乳房。

(4)头痛：孕妇在怀孕初期，有时会感到头昏和头痛，就像感冒的症状。这是因为怀孕时血压发生改变，体内分泌激素量也和原来不同，这些将影响大脑血液循环，所以头会感到眩晕和疼痛。很多时候，疲劳是诱发孕妇头痛的导火线。在怀孕初期充足的睡眠和适当的休息，可以减少头痛发生。如果怀孕5个月以后，头痛日益加重，同时伴有眼花、耳鸣、心悸、水肿或高血压，应警惕妊娠高血压综合征的发生。

(5)下腹胀痛：少数孕妇在怀孕初期感到下腹有牵引痛和下坠感，可能是子宫向后倾斜，或是怀孕后盆腔血管充血扩张所致。孕中期，随着子宫逐渐增大，子宫四周的韧带由原来的松弛状态变为紧张状态，一些孕妇因牵引而感到下腹部有隐隐的胀痛和下坠感。大多数孕妇的子宫向右侧旋转倾斜，引起左侧韧带的紧张度更大，所以左侧下腹部的牵引痛比右侧明显。孕妇要卧床休息，左侧卧位最好。调节饮食和适度运动，保持大便通畅。养成散步的习惯，适量的活动在孕晚期也是很必要的。对腹痛一定要提高警惕，因为孕期的很多腹痛，是发生了异常情况的征兆。下列情况的腹痛不可轻视，必须马上去医院诊查：①伴有阴道流血。②持续的腹痛并逐渐加重。③突然出现腹痛。④伴有头晕、心慌、恶心、呕吐、四肢冰冷等现象。⑤胎动感减少甚至消失，或者与平时异样。

(6)外阴肿痛：有的孕妇外阴部肿胀，同时局部皮肤发红，在行走时外阴出现疼痛。医师将其称为"外阴部静脉曲张"。这是因为孕期盆腔血液流量增加，导致静脉内的压力增大，加上子宫逐渐增大，压迫静脉，这些都使外阴部静脉曲张。另外，有两条与子宫连接的韧带固定在外阴部位，子宫增大后，牵扯两条韧带也引起外阴胀痛感。不穿太紧的内裤,且内裤应该是透气的棉织品。另外,外裤也需宽松。

误区 孕期必须补充维生素 B_{12}

维生素 B_{12} 是人体三大造血原料之一。它是惟一含有金属元素钴的维生素,故又称为钴胺素。维生素 B_{12} 与四氢叶酸(另一种造血原料)的作用是相互联系的。如果孕妇身体内缺乏维生素 B_{12},就会降低四氢叶酸的利用率,从而导致"妊娠巨幼红细胞性贫血"。这种病可以引起胎儿最严重的缺陷。

维生素 B_{12} 缺乏的原因有 3 种:

(1)食物中维生素 B_{12} 的供应不足,多发生在长期习惯于吃素食的人群之中。

(2)"内因子"的缺乏,这种内因子是胃贲门和胃底部黏膜分泌的一种糖蛋白,可以由先天缺乏或全胃切除术造成。

(3)某些传染病可以影响肠道对维生素 B_{12} 的吸收。

维生素 B_{12} 除了对血细胞的生成及中枢神经系统的完整起很大的作用之外,还有消除疲劳、恐惧、气馁等不良情绪的作用,更可以防治口腔炎等疾患。维生素 B_{12} 只存在于动物性食品中,如牛奶、肉类、鸡蛋等。180 克软干奶酪或 1/2 升牛奶中所含的维生素 B_{12} 就可以满足人体每日所需(0.005 毫克)。只要不偏食,孕妇一般不会缺乏维生素 B_{12}。

误区 孕妇病了什么中成药都可以服

不少人以为中药无毒,孕妇病了可以吃中药,其实这也是一个认识上的误区。下列中成药孕妇就不能服用。

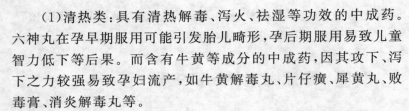

（1）清热类：具有清热解毒、泻火、祛湿等功效的中成药。六神丸在孕早期服用可能引发胎儿畸形，孕后期服用易致儿童智力低下等后果。而含有牛黄等成分的中成药，因其攻下、泻下之力较强易致孕妇流产，如牛黄解毒丸、片仔癀、犀黄丸、败毒膏、消炎解毒丸等。

（2）祛风湿痹症类：以祛风散寒、除湿止痛为主要功效的中成药。虎骨木瓜丸，其中活血之牛膝有损胎儿。类似的中成药还有大活络丸、天麻丸、华佗再造丸、伤湿祛痛膏等。而抗栓再造丸则因大黄攻下、水蛭破血，故孕妇禁用。

（3）消导类：即有消食、导滞、化积作用的一类成药，如槟榔四消丸、九制大黄丸、香砂养胃丸、大山楂丸等，都具有活血行气、攻下之效，故易致流产。

（4）泻下类：有通导大便、排除肠胃积滞，或攻逐水饮、润肠通便等作用的成药，如十枣丸、舟车丸、麻仁润肠丸等。因之攻下力甚强，有损胎气。

（5）理气类：具有疏畅气机、降气行气之功效的成药，如木香顺气丸、十香止痛丸、气滞胃痛冲剂等，因其多下气破气、行气解郁力强而被列为孕妇的禁忌药。

（6）活血类：即有活血祛瘀、理气通络、止血功能的成药，如七厘散、小金丹、虎杖片、云南白药、脑血栓片、三七片等。因其祛瘀活血力过强，易致流产。

（7）开窍类：具有开窍醒脑功效的成药，如冠心苏合丸、苏冰滴丸、安宫牛黄丸等，因为内含麝香，辛香走窜，易损伤胎儿之气，孕妇用之恐致坠胎。

（8）驱虫类：具有驱虫、消炎、止痛功能，能够驱除肠道寄生虫的中成药，为攻伐有毒之品，易致流产、畸形等，如囊虫丸、驱虫片、化虫丸等。

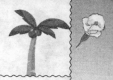

（9）祛湿类：凡治疗水肿、泄泻、痰饮、黄疸、淋虫、湿滞等中成药，如利胆排石片、胆石通、结石通等，皆具有化湿利水、通淋泄浊之功效，故孕妇不宜服用。

（10）疮疡剂：以解毒消肿、排脓、生肌为主要功能的成药，如祛腐生肌散、疮疡膏、败毒膏等含大黄、红花、当归为活血通经之品，而百灵膏、百降丹因含有毒成分对孕妇不利。

误区　孕妇使用外用药对胎儿没影响

有的孕妇以为口服药物或打针会影响宝宝，用点外用药没什么关系。其实，妇女在孕期对外用药也应慎用，因为一些外用药能透皮被吸收进血液，引起胎儿或乳儿中毒，造成胎儿或婴幼儿神经系统的损害，一般需慎用的外用药有：

（1）杀癣净：其成分是克霉唑，多用于皮肤黏膜真菌感染，如体癣、股癣、手足癣等。动物实验发现，它不仅有致胚胎毒性作用，哺乳期妇女外用，其药物成分还可以分泌入乳汁，虽然临床上未见明显不良反应和畸变报道，但为了健康生育，此药应该慎用。

（2）达克宁霜：含硝酸咪康唑。一般均有局部刺激，如果皮肤局部较为敏感，易发生接触性皮炎，或者因局部刺激发生烧灼感、红斑、脱皮起疱等。用药时如出现上述反应，应及时停用，以免皮肤损伤加重或发生感染。

（3）百多邦软膏（莫匹罗星）：是一种抗生素外用软膏，在皮肤感染方面应用较广泛。但有不少专家认为，孕期最好不要使用该药，因为此膏中的聚乙二醇会被全身吸收且蓄积，可能引起一系列不良反应。

（4）阿昔洛韦软膏：属抗病毒外用药。抗病毒药物一般是抑制病毒核糖核酸的复制,但同时对人体细胞的核糖核酸聚合酶也有抑制作用,从而影响人体核糖核酸的复制。所以,孕期在使用各种抗病毒外用药时应慎重。

(5)皮质醇类药:应用于皮肤病较多。这类药具有抗炎、抗过敏作用,如治荨麻疹、湿疹、药疹、接触性皮炎等。但是,孕期妇女大面积使用或长时期外用时,能通过透皮吸收,可造成胎儿肾上腺皮质功能减退。此外,这类药还可造成妇女闭经、月经紊乱,故欲生育妇女最好不用。

总之,在孕期、哺乳期的妇女无论是使用口服药物,还是外用药物都应该在医师的指导下进行,才能保证用药安全、有效。

误区 产前检查没必要

目前,很多流动人口中的孕妇忽视常规产前检查,对孕期出现的非正常症状不能引起足够重视,拖延了病情,甚至引起死胎等严重后果。为了母婴的健康,孕期定时检查非常必要。定期产前检查,可以达到以下目的:①全面了解孕妇的健康状况和妊娠全过程,及早发现及治疗妊娠合并症及并发症,避免病情发展,保障母儿健康。②随时了解胎儿生长发育情况,发现异常及时治疗、处理。③对孕妇进行孕期营养、胎教、自我监护、母乳喂养及自然分娩等知识的指导,提高孕妇自我保健能力,健康而顺利地渡过妊娠期及分娩期。④及早确定分娩的处理原则。如在产前检查中发现异常情况,可予以纠正;有些不能纠正的,也可尽早确定分娩处理原则。

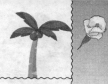

误区 维生素补充越早越好

孕早期是胎儿器官发育最为活跃的阶段,但对营养的需求不是很高,只要孕妇在膳食中做到荤素搭配就可。服用过量的维生素对胎儿危害非常大,如维生素 A 在早期摄入过量有明确的致畸作用。建议从孕中期开始补充维生素,提倡优先选择食物补充。如特别需要,一定在医师指导下补充。

误区 胎位不正就一定会难产

胎位不正就一定难产的说法是不正确的,一般经过矫正是可以成为顺产的。所谓的胎位不正,可分为以下几类:

(1)单臀位(只有臀部先出来的类型):胎儿的身体在臀部好像折成两半似的,双脚高举至头部附近。分娩时,臀部先出来。这种分娩方式是胎位不正中最安全的一种。如果子宫口开得够大,足够让臀部出来,就不必担心头部会被卡住了。

(2)复臀位(臀部和脚一起先出来的类型):胎儿有如蹲下的姿势,臀部(为主)和一只脚会一起出来。这是胎位不正类型中安全程度仅次于单臀位的分娩方式。有时臀部和脚不会一起出来,而只有脚先出来,如此就变成下述的不全足位。

(3)不全足位:这是只有一只脚先出来的类型。这种类型与前两种情形不同,它容易提早破水,因此有时脐带会脱落至子宫口外。如此一来,脐带便被压迫在子宫壁与胎儿之间,从而危及胎儿的生命。此外,这种分娩方式即使臀部已经出来,但由于子宫口不一定会开全,所以有时胎儿的头部会被卡住,容易造成难产。

（4）全足位：这是胎儿两脚先出来的类型，它比不全足位更容易造成脐带脱落，使通向胎儿的血液循环更加恶化。这是胎位不正类型中最难分娩的一种。

到怀孕第 7 个月时，由于胎儿比子宫的体积小，可在子宫内自由转动，所以即使胎位不正也不必担心。日后随着胎儿的发育，头部也会逐渐加重，胎儿多半会自然地转回正常位。超过 9 个月仍然胎位不正的孕妇，其比例为 3%～5%。即使分娩时胎位不正，经产妇的危险性也比初产妇小。千万不可有"胎位不正就难产"的观念，只要选择经验丰富的医师助产，就可以安全的分娩。

误区 孕期胖就好

近年来发现不少妇女在孕期明显胖起来，尤其是她们为了生个胖娃娃而一味加强营养，忽视了控制饮食，因而在短时期内胖起来。其实这样做增加了母体的负担。妊娠初期肥胖，常可导致妊娠高血压病的发生，并有产生妊娠高血压综合征的危险，曾有人统计 50 名妊娠高血压综合征患者，妊娠初期平均体重为 61.8 千克，比正常妊娠者要重（正常妊娠者平均体重为 58.5 千克），肥胖孕妇流产率为 8.7%，而体重正常的孕妇流产率为 2.1%；肥胖孕妇难产的机会也大大增加。

肥胖对胎儿也有影响，有人统计 80 名肥胖妊娠妇女，其中有 5.3% 的胎儿出生前就死亡，而对照组只有 1.5%。据统计，妊娠 20～30 周，体重增加 7.5～9.1 千克者，胎儿死亡率可增加 1 倍；如果体重增加 9.1 千克以上，则胎儿死亡率增加 3 倍。

由此可知，肥胖孕妇在妊娠、分娩、产后各期，合并症均增多，如妊娠高血压病、过期妊娠、子宫乏力、产后出血、软产道损

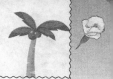

伤、胎盘早剥、会阴撕裂、产后宫缩乏力等,从而影响胎儿及新生儿发育生长。

因此,妇女在孕期必须十分重视饮食的调节,防止孕期肥胖症的发生。在孕期定期检查身体,注意母子健康,防止体重明显增加,造成肥胖症。

误区 孕妇什么样的工作都能做

孕妇可以参加一般日常工作,但不宜从事以下可导致流产、早产、胎儿致畸等严重危害母亲及胎儿健康的工作:

(1)繁重的体力劳动性工作:繁重的体力劳动性工作消耗热能很多,增加心脏的输出量,加重孕妇的负担,会影响胎儿的生长发育,甚至造成流产、早产。

(2)频繁弯腰、下蹲或攀高的工作:长时间蹲位或弯腰会压迫腹部,影响胎儿发育,引起流产、早产。孕晚期行动不便,且常伴有下肢水肿,更不适宜参加这类工作。

(3)高空或危险作业:有跌落危险的作业,距地面2米以上高度的作业,以及其他有发生事故危险的作业不宜参加。

(4)接触化学有毒物质或放射性物质等的作业:化学有毒物质及放射性物质等有致畸、致癌作用,严重危害母子健康。化学物质中的铅、汞、砷、氰化物、一氧化碳、氯气、苯、甲苯、二甲苯、环氧乙烷、苯胺、甲醛等,在空气中的浓度如超过卫生标准时,孕妇不宜在此环境下工作。此外,超过卫生防护要求的放射性作业,环境噪声超过卫生标准的作业,孕妇也不宜参加。

(5)高温作业、振动作业和噪声过大的工种:研究表明,工作环境温度过高,或振动甚剧,或噪声过大,均可对胎儿的生长发育造成不良影响。

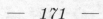

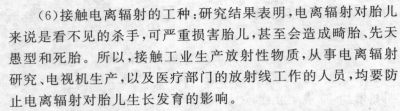

（6）接触电离辐射的工种：研究结果表明，电离辐射对胎儿来说是看不见的杀手，可严重损害胎儿，甚至会造成畸胎、先天愚型和死胎。所以，接触工业生产放射性物质，从事电离辐射研究、电视机生产，以及医疗部门的放射线工作的人员，均要防止电离辐射对胎儿生长发育的影响。

（7）医务工作者：这类人员在传染病流行期间，经常与患各种病毒感染的病人密切接触，而这些病毒（主要是风疹病毒、流感病毒、巨细胞病毒等）会对胎儿造成严重危害。因此，临床医务人员在计划受孕或早孕阶段若正值病毒性传染病流行期间，最好加强自我保健，严防病毒危害。

误区 过期妊娠对婴儿有利

有人说，胎儿在母体内多呆几天，有利于出生后的喂养。其实，过期产对母婴健康均不利。妊娠过期会使胎盘发生"老化"，使胎儿很容易发生宫内窒息，甚至发生宫内死亡；过期产婴儿还表现为过度成熟，形似"小老头"；过期妊娠的胎儿先天性畸形和新生儿感染率也高于正常妊娠的胎儿。

另外，正常妊娠 37 周后羊水量开始减少，过期妊娠时，羊水量就会更少，而此时胎儿又往往偏大，再加上胎儿的颅骨较硬、颅缝变窄，胎头不易变形，所以容易发生头盆不称、胎位不正、产程延长、产后出血和难产等现象。

误区 孕期小毛病一定要用药

近年来，人们对孕期安全用药的意识有所提高，但安全用药的知识还有待普及。孕妇用药对胎儿的影响随药物种类的

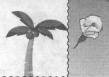

不同而有差别,原则上孕妇最好不用药,如有用药的必要,应遵循以下原则:

(1)孕妇就诊时,应告诉医师自己已怀孕和末次月经的时间。

(2)任何药物都应在医师的指导下使用,既不能滥用,也不能需要用而不用。

(3)在妊娠的头 3 个月,能不用的药或暂时可停用的药物,应考虑不用或暂停使用。

(4)必须用药时,应选择对胎儿无损害或影响小的药物。

(5)如需较长期用药,则应终止妊娠。

(6)禁止服用不了解的新药或滥用偏方;已肯定的致畸药物禁止使用,如孕妇病情危重,则慎重权衡利弊后,方可考虑使用。

(7)用药必须注意孕周,严格掌握剂量、持续时间。坚持合理用药,病情控制后及时停药。

(8)最好单独用药,避免联合用药,能用一种药治疗的疾病绝不用多种药同时治疗。

对于常见的感冒、腹泻、尿路感染等疾病,建议孕妇选择以下药物:①感冒等呼吸道疾病,可使用双黄连口服液或头孢拉定、头孢氨苄等。轻度感冒则不一定用药。②尿路感染,除多饮水外,可服用头孢类及阿莫西林等药物。避免使用喹诺酮类药物(氟哌酸、氧氟沙星、环丙沙星),否则会影响胎儿骨骼的发育。③患有腹泻等胃肠炎,可口服黄连素、阿莫西林、思密达、复合维生素 B 等。

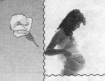

误区 孕妇过敏可随便用激素治疗

怀孕期间,经常会发作过敏性皮炎、鼻炎、荨麻疹、哮喘等,孕妇能使用哪些抗过敏药物,要根据具体情况具体分析,既要考虑使用何种抗过敏药物,又不能忽视使用这种药物的时间。有些 C、D 类药物仅在早期才对胎儿的安全性有影响,到了中晚期就不那么危险了。

现在的抗过敏药,如异丙嗪、西替利嗪等大多介于 B、C 类药之间。如果孕妇仅是轻微的皮肤瘙痒,可以不用治疗。但若发生了过敏性哮喘,甚至是过敏性休克的话,就必须用药。抗组胺药吩噻嗪类及二醇胺类,如异丙嗪(非那根)、氯苯那敏(扑尔敏)等一般对胎儿无明显影响,可以使用。

糖皮质激素类,如地塞米松、泼尼松等,也可以起到抗过敏作用,但孕妇,尤其在孕早期应慎用这类药物,以免增加胎儿畸形的风险。

误区 所有的预防针孕妇都能打

打了预防针能保护孕妇的健康,但是不是所有的预防针孕妇都能打。有些活疫苗孕妇应该慎用。

(1)麻疹疫苗:因为是活疫苗,孕妇不能用。如果孕妇从来没有得过麻疹,也没注射过麻疹疫苗,却又接触了麻疹患者时,应马上注射丙种球蛋白。不过,在人的生长过程中从未患过麻疹,也没注射过麻疹疫苗,这种情况较少。

(2)风疹疫苗:这是活疫苗,孕妇应禁用。未患过风疹的孕妇,在妊娠早期接触风疹病人后最好终止妊娠。因为风疹病毒

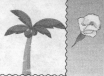

极易引起胎儿畸形，而免疫球蛋白的预防效果又不肯定。

（3）水痘、腮腺炎、卡介苗、乙脑和流脑病毒减毒活疫苗，口服脊髓灰质炎疫苗和百日咳疫苗，孕妇都应忌用。有过流产史的孕妇，也不宜打预防针。

孕妇应该向医师介绍自己怀孕、以往及目前的健康状况和过敏史等，让医师决定究竟该不该注射，这才是惟一正确的方法。

误区 "妊娠反应"都是怀孕引起的

孕妇在妊娠早期出现择食、食欲缺乏、轻度恶心呕吐，这是正常的妊娠反应，然而若妊娠 12 周以后，或在整个妊娠期间"妊娠反应"不减，甚至有加重趋势，表现为全身乏力、食欲缺乏、恶心呕吐、腹胀、肝区隐痛，或有低热、黄疸，就应考虑到是不是妊娠合并病毒性肝炎。

妊娠期合并病毒性肝炎的初期症状与妊娠期的反应类似，很容易被忽视，待症状严重时才发现，往往影响预后。如果妊娠期间出现长久呕吐，一般的治疗又无效，必须想到肝炎的可能，及时做肝功能检查，才能及早发现及早治疗。

孕育小生命是个神圣而又甜蜜的过程。然而，妊娠又是一个复杂甚至危险的过程。妊娠妇女是肝炎的易感者，据统计，孕妇肝炎患病率约为非孕妇的 6 倍，而暴发性肝炎则为非孕妇的 66 倍。大量资料证实，妊娠对病毒性肝炎有不良的影响。这是由于孕妇在妊娠期内新陈代谢增加，胎儿在子宫腔内呼吸排泄等功能全靠母体完成，孕妇肝内糖原代谢增强，肝脏负担加重，在部分正常的孕妇中，某些肝功能检查也会出现轻度的改变，血胆固醇、碱性磷酸酶升高等。这说明，正常妊娠对肝脏功能已有一定程度的影响,在此基础上再合并肝炎,病情必然加重。

如果在妊娠期间感染了病毒性肝炎,势必会对孕妇及胎儿都带来不良影响。妊娠早期感染了病毒性肝炎会加重妊娠反应,妊娠晚期妊娠高血压综合征的发生率高于非孕期。由于肝功能损害,凝血功能受影响,产后出血的发生率也增高。妊娠期患病时间的不同,对胎儿的影响也各异。妊娠期病毒性肝炎易发生宫内传染,并且随着妊娠时间的增长其子代受感染率呈上升趋势,妊娠早期患病,新生儿畸形发生率未见增加,但晚期患病,早产、死胎、死产及新生儿的死亡率有明显增加。

很多孕妇在知到自己感染了肝炎病毒后,最担心的可能就是肚子里的孩子了。如何阻断母婴传播,使未出世的孩子远离肝炎病毒?可采取阻断母婴传播的主动、被动联合免疫法,即自怀孕 28 周起,产妇每月注射 1 支乙肝免疫球蛋白,临产的孕妇,可在新生儿出生 24 小时内立即注射乙肝疫苗和球蛋白,再于出生 1 个月后和 6 个月做加强注射,这种主动给予特异性抗体和被动接种疫苗的新手段能高效阻断乙型肝炎病毒母婴间的传播。目前研究证实,乙型病毒性肝炎及丙型病毒性肝炎可通过母婴传播导致新生儿患同型肝炎,甲型及戊型病毒性肝炎无母婴传播之危险。孕妇产前进行母婴阻断必须经医师严格筛选后方可用药。

误区　孕妇止吐能长期服用维生素 B_6

用维生素 B_6 治疗孕吐是传统方法。许多孕妇早期妊娠反应较强烈,恶心呕吐不能进食,医师往往允许服用少量维生素 B_6 以止吐。而有些孕妇以为维生素 B_6 是人体所需物质,没有坏处,就较多、较长时间地服用。近年研究发现,长期过多服用维生素 B_6,可使胎儿对其产生依赖性。胎儿出生后,容易出现兴奋、哭闹不安、易受惊、眼珠颤动,甚至惊厥等不良反应。这种惊厥的发生,是由于小儿离开母体后相对缺乏维生素 B_6,而导致中枢神经系统的抑制性物质含量降低的缘故。有这些症状的小儿,在 1～6 个月时还会出现体重不增,如诊治不及时,将会留下智力低下的后遗症。

妊娠期 5～12 周轻微的恶心、呕吐对母子健康影响不大,不治也可自愈。孕妇呕吐多由于精神过度紧张而引起。家人应对她们进行安慰、鼓励,使之好好卧床休息,吃可口的饮食,少吃多餐。重者可试用以下食疗方:①鲤鱼 250 克,去肚杂,取砂仁 6 克捣碎,生姜 15 克切片,共入鱼腹内炖熟食用。②糯米250 克,加生姜汁 3 匙,同炒,至糯米爆破为止,然后研末,每次1～2 汤匙,用开水调服,每日 3 次。

对于个别孕妇特别严重的呕吐,如呕吐胆汁、尿少、皮肤干皱、有脱水现象,甚至晕倒等严重症状,要去医院由医师进行补液等综合治疗,不可自己随意服用止吐药。

误区 孕期用过药就应终止妊娠

有的孕妇在不知怀孕的情况下服用了药物,为此非常焦急,有的甚至主动要求做人工流产。其实,这不能一概而论。对于孕妇说来,分析孕期服药后可能会引发的后果,主要是从服药时间及有关症状来加以考虑,而不是完全从药物的药理作用及作用机制出发。了解孕期用药的几个时期,孕妇对于胎儿的健康与否就不至于坐立不安了。

一般而言,服药时间发生在怀孕 3 周(停经 3 周)以内。这

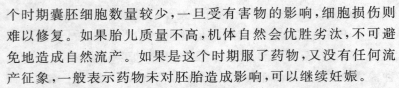

个时期囊胚细胞数量较少,一旦受有害物的影响,细胞损伤则难以修复。如果胎儿质量不高,机体自然会优胜劣汰,不可避免地造成自然流产。如果是这个时期服了药物,又没有任何流产征象,一般表示药物未对胚胎造成影响,可以继续妊娠。

孕 3～8 周内,胚胎对于药物的影响最为敏感。此时的不安全药物最容易导致胎儿畸形,而且不一定引起自然流产。此时应根据药物不良反应的大小,以及有关症状加以判断是否继续妊娠。若出现与此有关的阴道出血,不宜盲目保胎,应考虑终止妊娠。

孕 8 周至孕 4～5 个月是胎儿对药物的中敏期。此时是胎儿各器官进一步发育成熟的时期,对于药物的不良反应较为敏感,但多数不引起自然流产,致畸程度也难以预测。此时是否终止妊娠应根据药物的毒副作用大小等因素全面考虑,权衡利弊后再做决定。继续妊娠者应在妊娠中、晚期做羊水、B 超等检查,若是发现胎儿异常应予引产;若是染色体异常或先天性代谢异常,应视病情轻重及预后,或及早终止妊娠,或给予宫内治疗。

怀孕 5 个月以上为低敏期。此时胎儿各内脏器官基本已经发育,对药物的敏感性较低,用药后不常出现明显畸形,但可出现程度不一的发育异常或局限性损害,如甲丙氨酯(眠尔通)可引起胎儿生长发育迟缓,苯巴比妥可引起脑损伤,链霉素、卡那霉素、奎宁、奎尼丁可引起耳聋等。

误区 孕妇一定要自购胎心仪监测胎心

由于担心胎儿健康,很多孕妇将市面上出售的多普勒胎心仪买回家,频繁听胎心,察觉到一点异常便往医院跑。事实上,

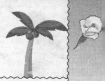

自购胎心仪只会徒增焦虑心情,不利于孕期健康。孕妇没必要过多、过频地听胎心,来增加不必要的心理负担。虽然胎心率每分钟 120～160 次为正常,但有的孕妇血氧储备能力好,胎心率会暂时升高然后再恢复正常,这是胎儿在神经系统发育过程中的正常反应。有的孕妇看到胎心率不在正常范围,便会不必要的紧张,殊不知紧张又会引起胎儿躁动,导致胎心率上升,如此恶性循环,还会导致胎儿宫内缺氧。

误区 把怀孕初期的腹痛不当回事

怀孕初期,许多女性都会有下腹隐隐作痛的感觉。这时期的下腹痛,绝大部分都可归因于子宫因怀孕而变大,其韧带受拉扯所致。此外,怀孕时器官、脏器相对位置改变与受压迫,也会造成下腹隐隐作痛,甚至抽痛。由于这类下腹疼痛的多样性,以及膨胀的子宫会掩盖腹部肿瘤的发现,使得怀孕时期的病症腹痛与怀孕引起的腹部不适难以区别,因此即使只是出现小小的不舒服,也不应该掉以轻心。

(1)宫外孕:宫外孕指的是胚胎着床发育的地方不是在正常子宫内,而在子宫以外的地方,如输卵管、卵巢、腹腔等。这种胚胎除了因发育位置不对而无法健康成长之外,也会引起母体的病变及伤害,需要积极加以处理与治疗。宫外孕的发生率占所有怀孕的 1％左右,其中 95％宫外孕的位置在输卵管。宫外孕的症状包括腹部疼痛、不正常出血、骨盆腔压痛、血压降低及心跳变快、骨盆腔肿块。治疗则是以保守性与根除性治疗的手术为主。

(2)子宫肌瘤:子宫肌瘤可能在怀孕期间长大,对怀孕的影响包括肌瘤变性坏死、肌瘤扭转及直接干扰胎儿发育或阻碍分

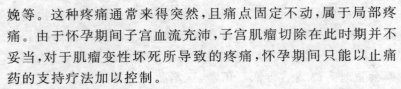

娩等。这种疼痛通常来得突然,且痛点固定不动,属于局部疼痛。由于怀孕期间子宫血流充沛,子宫肌瘤切除在此时期并不妥当,对于肌瘤变性坏死所导致的疼痛,怀孕期间只能以止痛药的支持疗法加以控制。

(3)卵巢肿瘤:怀孕期间,因卵巢肿瘤而导致的并发症也较常见,这些并发症包括肿瘤扭转及肿瘤破裂等。怀孕期间绝大多数的卵巢肿瘤都是良性的,恶性肿瘤只占 2%～5%。但是,如果怀孕时发现有卵巢瘤,要与妇科医师保持联系,一旦有绞痛、腹部不适、腹部异常膨大、腹水等情况发生时,必须尽快就医。

(4)急性阑尾炎:急性阑尾炎是怀孕期间常见的腹部急症,因误诊或延缓治疗,导致盲肠肿胀破裂的病例,孕妇通常较一般人高出 2～3 倍。受到子宫膨大的影响,盲肠位置会随着怀孕周数增加而向上推挤,因此疼痛的位置也会随之改变。初期症状包括右下腹部压痛、恶心、呕吐、腹部肌肉紧张等,随着怀孕周数增加,急性阑尾炎的典型症状会越来越不明显。治疗则是以手术方式切除病灶。

(5)急性脂肪肝:急性脂肪肝虽然在孕期非常罕见,但却是致命的疾病。患病初期,患者会感到右上腹疼痛,不久则可能因全身性凝血失调而加重病情,此病母体死亡率高达 25%,胎儿死亡率更高达 50%。治疗是以药物及保守性疗法为主。

(6)急性胰腺炎:急性胰腺炎和胆囊炎类似,发生原因与胆结石有密切关联,不过也必须考虑因药物(如四环素、利尿药等)、家族胰腺炎病史或高血脂的相关性。其实,怀孕时发生胰腺炎的患者,初期腹痛并不严重,反而是呕吐、恶心、轻微发热、随进食而症状加剧等临床表现较为明显。治疗是以药物及保守性疗法为主。

　　(7)胆囊结石和胆囊炎:根据估计,有 3‰～4‰的孕妇患有胆囊结石。由于怀孕生理变化的影响,胆囊的容积增加、排空速率减缓,加上胆结石作怪,稍有不慎便容易导致胆囊发炎。胆囊发炎的初期症状包括胃部不适、右上腹疼痛、恶心、呕吐、发热,而且疼痛会因饮食引起或加剧。胆囊炎的初步治疗以药物治疗为首,外科手术治疗为辅,除非合并有胰腺炎、其他并发症或药物无法控制的病情,不然为了减少因手术而导致的流产(尤其在怀孕初期),医师并不轻易施以手术治疗。

　　(8)胃肠溃疡:胃肠溃疡在孕妇身上并不常见。根据观察,怀孕似乎对溃疡有着某种程度的保护作用,然而原因却不明,因此,在孕妇身上倘若仍有溃疡发生,必须小心其发展成肠胃穿孔的可能性。治疗是以保守疗法为主。

误区　剖宫产就一定安全

　　在临床上经常遇到有些孕妇及其家属在没有任何剖宫产指征的情况下,主动要求剖宫产,他们认为剖宫产就一定安全。其实,剖宫产的并发症是高于自然分娩的。剖宫产毕竟是手术,存在麻醉意外的危险,以及子宫留下瘢痕、产后出血可能性增加等;同时,由于新生儿未经过阴道分娩时的挤压,容易导致新生儿肺炎等并发症。因此,在没有剖宫产指征时,不要盲目选择剖宫产。分娩本来就是自然生理过程,不应人为地去干涉。现在医院提倡人性化服务,推行陪伴分娩、导乐分娩、一对一责任助产等自然分娩形式,有经验的助产师会陪产妇渡过整个分娩过程,产妇会得到很多有益的帮助。

误区 祖信生个孩子就要掉颗牙

俗话说:"生一个孩子丢一颗牙。"的确,怀孕期是女性一个特殊的生理时期,由于女性内分泌和饮食习惯发生变化,体耗增加等原因,往往容易引起牙龈肿胀、牙龈出血、龋齿等口腔疾病。但是,孕妇只要搞好口腔保健,就不会发生生一个孩子丢一颗牙的事情。

(1)重视怀孕期口腔卫生:掌握口腔保健的方法,坚持每日2次有效刷牙。有证据表明,如果能完全保持口腔卫生,牙龈炎症将很难产生。对于容易感染龋齿的孕妇,可以适当用一些局部使用的氟化物,如氟化物漱口液、氟化物涂膜等。

(2)做好定期口腔检查和适时的口腔治疗:孕期里口腔疾病会发展较快,定期检查能保证早发现、早治疗,使病灶局限于小范围。对于较严重的口腔疾病,应选择合适的时间治疗。妊娠早期(1~3个月)治疗有可能引起流产。妊娠后期(7~9个月)胎儿发育进入关键时期,许多药物,以及麻醉不能使用。所以,合适的治疗时间是妊娠中期(4~6个月)。

(3)增加营养摄入,保持营养平衡:除了充足的蛋白质外,维生素 A、维生素 D 和一些无机盐如钙、磷的摄入也十分重要。怀孕期间增加摄入营养素,不仅可以起到保护母亲的作用,使肌体组织对损伤的修复能力增强,对胎儿的牙齿和颌骨的发育也有帮助。

因此,妊娠期只要注意保护,生孩子不仅不会丢牙齿,而且生出来的孩子,牙齿都会结实健康。

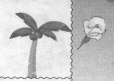

误区 妊娠早期行下腹部 X 线检查无大碍

妊娠最初 15～56 天,胚胎的器官正处于高度分化和形成中。此时,一旦不慎接受 X 线检查,很容易造成胚胎畸变。因此,在最初妊娠 2 个月里要绝对禁止行下腹 X 线检查,即使妊娠 3 个月时也要尽力避免,以免造成小头、痴呆、脑水肿、小眼等出生缺陷。孕妇常规的肺部透视,最好推迟到妊娠 4 个月后,尽量避免进行骨盆 X 线测量。需要做时最好安排在妊娠 36 周以后。

误区 经过 B 超检查就能防止出生缺陷儿

有位女士从怀孕开始一直到定点医院做定期孕检,前后做了 7 次 B 超,医院出具的超声波诊断报告都显示胎儿一切正常,可生下孩子时,婴儿却没有左臂。为此,产妇将医院告上法庭,指责医院侵犯了自己的选择生育权。可见,防出生缺陷婴儿并不能完全指望 B 超检查,而是要做好孕前全面检查。

因为 B 超检查也不是万能的,它只能查出一部分胎儿发育异常,如神经管畸形、内脏外翻、先天性心脏病、多囊肾、肢体畸形等。同时,检查时还受胎儿位置、仪器等因素影响,再加上检查是间断性,而不是持续性的,有些畸形不一定能准确发现。例如,检查时如果胎儿手抱在胸前,肢体呈重叠状态,或者攥紧拳头等,一些肢体畸形可能在当时就不能发现。

大约有 50% 左右的孕妇是计划外妊娠,在孕早期由于没有采取预防措施,很容易受到微生物、药物、放射线等的不良影响,再加上没有进行孕前检查和生活调理,使胎儿致畸率大大提高。因此,降低婴儿出生缺陷,更重要的是应该把工作放在孕前。准备要孩子的准父母,一定要早期进行准备,做好必要的检查,准妈妈提前 3 个月服用含叶酸的复合维生素制剂等措施,是预防胎儿畸形的重要防线。

妇女超过 35 岁后怀孕,胎儿先天疾病的患病率会比小于 35 岁的妇女高出数倍,因此通过产前诊断排除先天性疾病非常有必要,而羊水穿刺是一种很重要的产前诊断方式,现在已经发展得很成熟。在一些发达国家,有关羊水穿刺诊断的知识已经非常普及,妇女超过 35 岁后怀孕都会自动去做羊水穿刺,有的地方已经将羊水穿刺列入大于 35 岁孕妇产前检查的必需项目。在我国,这方面的知识还未普及,很多高龄孕妇需要医师提醒才知道做羊水穿刺检查。羊水穿刺的确有一定的危险性,但目前技术的发展已经将这种危险降低到最小。例如,使用 B 超检测下进行羊水穿刺,能够保证在最安全的部位进针,不会触及胎儿,非常安全。所以,与可能发生的危险相比较,高龄产妇做羊水穿刺的获益远远高于可能发生的伤害。

误区 "懒月"一定是生女孩

有位孕妇妊娠已超过预产期,至今小家伙仍"按兵不动"。别人都很着急,可她婆母却说,女孩懒月,到时生的一定是女孩,要媳妇在家等着,没事。不仅她婆母这样说,许多老人都这样认为。

正常情况下,胎儿从受孕、生长发育至娩出约需 280 天,即 40 周左右。

凡未足 37 周分娩者称早产,超过 42 周(即超过预产期 2 周)称过期妊娠。过期妊娠的原因主要有:①孕妇内分泌失调。

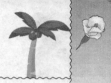

孕激素分泌过多,雌激素分泌过少,不易激发子宫收缩引起分娩。②遗传因素。过期妊娠常有家族史。③胎儿畸形。多见于无脑儿,因缺乏头颅骨,先露部分少,不能很好地压迫子宫,反射性地引起子宫收缩,故分娩不易发动。此外,胎儿性别是由染色体决定的,与分娩迟早毫无关系。所以,"女孩懒月","过期妊娠一定是女孩"的说法是没有科学根据的。

常言道,瓜熟蒂落。胎儿发育成熟,自然就会降生。若"瓜已熟"而"蒂不落",则意味着胎盘老化,此时胎盘的物质交换和传输能力下降,会直接影响对胎儿的供氧和营养物质输送,致使胎儿处于慢性缺氧和营养不良状态。此外,胎儿对临产时子宫收缩产生的压力不易耐受,易发生窒息而死亡。

过期产对母亲也有害。此时胎儿颅骨变硬,顶骨隆突凸起,囟门变小,在临产期胎头适应产道的变形能力减弱,致使产妇并发症显著增多,最常见的就是难产率增加。

因此,孕妇如到了预产期仍不见动静,应及时去医院妇产科检查。切忌凭老经验在家中待产,危及母婴。

误区 围产期服药不会对胎儿产生影响

围产期是进入分娩前的准备期,母体子宫是部分开放状态(为分娩做准备),血胎屏障对外界的屏蔽力减轻,胎儿虽已基本发育成熟,但也不能滥用药物。有些药能使胎儿心动过缓或心动过速,进而发生惊厥,呼吸抑制等现象;有些药抑制胎儿造血功能,引起严重的黄疸和贫血;有些药使新生儿产生低血糖;有些药可使胎儿缺氧、窒息,甚至死亡。

(1)成瘾性镇痛药:近年产妇分娩时常用哌替啶(杜冷丁)、吗啡和美沙酮等成瘾性镇痛药,用药后迅速通过胎盘进入胎儿

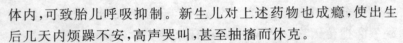

体内,可致胎儿呼吸抑制。新生儿对上述药物也成瘾,使出生后几天内烦躁不安,高声哭叫,甚至抽搐而休克。

(2)呋喃类和抗疟药:孕妇使用后,蓄积在胎儿体内,出生时药性发作,导致新生儿溶血和黄疸。

(3)解热镇痛药:以阿司匹林为代表,有确切的解热镇痛疗效。妊娠期长期服用阿司匹林的孕妇,分娩的新生儿有紫癜、血肿等出血倾向。消炎痛可收缩婴儿动脉导管,导致肺动脉高压,从而增加分娩时婴儿的死亡率。

(4)抗高血压药:妊娠期孕妇血压常升高,即妊娠高血压综合征,应在医师指导下用药。利血平和普萘洛尔(心得安)可使胎儿心动过缓。甲基多巴可使胎儿生长缓慢,分娩出的婴儿体重减轻。

(5)抗癫痫药:患癫痫的孕妇在孕期中更应合理用药,因抗癫痫药极易透过血胎屏障而进入胎儿体内。因胎儿肝、肾发育不成熟,故药物排泄缓慢,容易蓄积,对胎儿生长发育产生不良影响。其危害有:①中枢抑制和戒断症状。胎儿在子宫内长期接触苯巴比妥、苯妥英钠、地西泮等药物,产生成瘾依赖性,出生后可出现较长时间的抑制症状,如无自主呼吸、肌肉松弛、体温低和吮奶困难等。②凝血功能障碍。孕妇长期服用抗癫痫药,可干扰胎儿的凝血机制,分娩出的胎儿有出血倾向,大多为颅内、胸膜腔、腹腔和胃肠道等内出血,对此胎儿应进行特级护理。③牙龈增生。苯妥英钠可使胎儿牙龈增生。

(6)抗精神失常药:围产期孕妇注射氯丙嗪,而胎儿对它的代谢和排泄极为缓慢,使分娩后新生儿表现出明显的中枢抑制症状(嗜睡、神志不清等),且可引起新生儿视网膜病变。

(7)抗甲状腺药物:硫氧嘧啶、甲巯咪唑(他巴唑)等可透过胎盘进入胎儿体内,导致蓄积中毒,抑制甲状腺功能,使新生儿

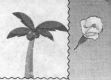

甲状腺功能低下,长大后易患甲亢和甲状腺肿大等。

(8)维生素 K:围产期大剂量应用,可致新生儿红细胞溶解,造成高胆红素血症和核黄疸。

(9)青霉素 G:为最常用的天然青霉素类,由肾脏排泄,而新生儿肾脏发育不成熟,故药物代谢的半衰期延长;剂量过大可引起中枢神经刺激症状,如肌肉震颤和惊厥。

(10)氨基糖苷类抗生素:对胎儿、新生儿听神经和肾脏都有很大毒性,以链霉素最为严重,常导致永久性耳聋(药源性耳聋)。

(11)氯霉素:围产期使用氯霉素,可使新生儿发生灰婴综合征,严重者呕吐、拒食、呼吸抑制、体温下降,全身发绀,最后因呼吸衰竭而死亡。侥幸成活者多在几年内可能发生再生障碍性贫血,病死率极高。

(12)四环素类:易通过血胎屏障进入胎儿体内,与钙螯合成复合物蓄积于骨骼与牙齿中。孕妇在围产期使用四环素类,可使婴儿牙齿黄染、牙质发育不全,骨生长延迟与先天性软骨病。新生儿肾脏未成熟,使半衰期延长,对骨骼、牙齿和肝、肾都有严重损害,故应禁用。四环素类对孕妇的肝脏有毒性,且从乳汁分泌,从而危害吃奶的婴儿。

(13)磺胺类:能和胆红素竞争蛋白结合部分,使结合型胆红素减少,游离型胆红素增多,从而使胆红素脑病——核黄疸的患病率增多,长效磺胺药物可引起变性血红蛋白血症。

误区 孕妇什么疫苗都不需要接种

孕妇可否打预防针,要针对不同疾病做具体分析,有的预防针非打不可,有的则不能打。孕妇在一定情况下必须打的预

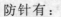

防针有：

（1）如有外伤史可注射破伤风类毒素，预防破伤风。

（2）如被狗咬伤，可于咬伤当天及第 3、7、14、30 天各注射狂犬疫苗 1 针，如多处咬伤或深度咬伤应注射狂犬免疫球蛋白或注射狂犬病血清，然后按以上时间注射狂犬疫苗。

（3）孕妇及家庭成员有澳抗阳性者，应在分娩后给孩子注射乙肝疫苗。然后隔 1 个月、6 个月各注射 1 次。

（4）甲型肝炎感染的孕妇可注射胎盘丙种球蛋白。但水痘、风疹、麻疹、腮腺炎等病毒性减毒活疫苗、脊髓灰质炎疫苗、百日咳疫苗等孕妇禁用，有流产史者不宜接受任何疫苗接种，

（5）流感疫苗接种后母亲无感染流感的可能，故不会对胎儿造成不良后果。流感疫苗在孕期任何阶段接种都是安全的。但流感疫苗并不是任何人都能接种的，如对鸡蛋蛋白或疫苗成分过敏者，6 个月以下的婴幼儿不宜接种。镰状细胞贫血者和严重发热性感染及慢性病正在发作者应延缓接种。

打预防针，除了必须立即注射者外，一般应在预产期前 1 个月注射。

不应打和不需打的预防针有：麻疹疫苗、卡介苗、百日咳疫苗、乙脑疫苗和流脑疫苗等。

孕妇可以注射乙肝疫苗。乙肝疫苗不是完整的乙肝病毒颗粒，是不能复制的，因而没有传染性，也不会损伤人体细胞，并且制备时病毒还需经过灭活，所以乙肝疫苗对孕妇无害。未感染过乙肝病毒的孕妇接种乙肝疫苗有双重意义，既保护自己，又保护胎儿。乙肝疫苗接种后，经过细胞免疫及体液免疫两个途径的相互作用，达到保护个体的目的。

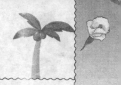

误区 大龄初产妇必须剖宫产

女性 35 岁以后初次分娩，医学上称之为大龄初产妇。由于大龄初产妇的某些生理变化，选择剖宫产结束分娩的人数较多，剖宫产率也有随年龄增长而增高的趋势。

大龄初产妇剖宫产率高的原因有主、客观两方面因素所致。女性年龄增长子宫肌层退化，肌层中的裂隙接连减少，这种生理改变使得分娩过程中神经冲动传递减少，肌肉收缩减弱，可能难以产生有效宫缩而造成宫缩无力。此外，在医疗条件差的地区，由于孕期医疗保险防护差，大龄初产妇并发症，如妊娠高血压综合征患病率增高，使得阴道分娩安全系数下降。不少大龄初产妇对阴道分娩缺乏信心，害怕经阴道分娩失败后再行剖宫产。同时，对于临床产科医师来说，大龄初产妇经阴道助产分娩的技术水平要求极高，难免要承担风险，因而也宁愿选择对产妇实施剖宫产分娩。

其实，剖宫产也存在不安全问题，突出的是剖宫产手术麻醉时可能导致产妇低血压而致胎儿缺氧；术中有造成胎儿损伤的危险性；由于缺少阴道挤压，胎儿气道内液体未被挤压排出，易致胎儿生后产生肺透明膜病等。

对于大龄初产妇选择何种分娩方式，应根据产妇自身情况来定，如果产妇处于无妊娠高血压综合征等并发症，分娩发生后宫缩良好，胎儿位置正常情况时，最好是以阴道助产分娩为主。如果产妇状况差，就应该选择好时机采用剖宫产术终止妊娠，以保证母子的生命安全。

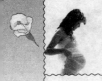
五、走出护理误区

误区　孕妇的保健丈夫没责任

　　一提到孕妇保健,人们往往就想到计划生育、公共医疗卫生和公共服务体系。孕妇保健似乎百分之百成了政府、社会组织的事,个人好像就没有什么责任,也不需要具备健康保健知识和意识。其实,这是认识上的一大误区。近年来,我国在计划生育、妇幼保健方面做了大量基础性建设工作。然而,作为公民,并非只能完全处于等服务、等医疗保健的被动状态,而是应该配合政府和社会组织,主动接受生殖健康教育,掌握必要的生殖保健知识,养成健康的生活习惯,并且充分利用现有的医疗卫生保健资源,减少意外妊娠,减少人工流产,减少孕产期并发症。

　　孕妇保健,人们习惯地认为这都是女性的事,让妇女自己来关心就行了,这是对生殖健康认识的另一大误区。实际情况是,在孕妇保健中,丈夫可以参与到怀孕前、妊娠期间和产后的各个环节。在某种意义上,可以说丈夫的参与会起到至关重要的决定性作用。

　　其一,与妻子共同承担计划生育的责任,避免意外妊娠的发生。所谓共同承担,并不是一律采用避孕套或男性绝育术,而是强调夫妻间要共同接受计划生育、生殖保健知识的教育,

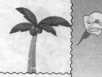

在充分知情的基础上选择适合于自己的避孕方法,并要坚持使用,不能抱有侥幸心理。相当部分发生意外妊娠去做人工流产的年轻女性,往往是由于男性的侥幸心理,不采用避孕措施所致,或不严格按照避孕方法要求去做的结果。因无保护的性生活对男性不会产生直接的影响,所以男性对避孕方法的遵从往往不严格。与女性共同承担计划生育责任,还要求男性对女性所采用的避孕措施产生的不适或不良反应予以理解、关心和照顾,以及在不适宜过性生活时不勉强女性同房。

其二,与女性共同承担妊娠和分娩的责任,安全地渡过妊娠期,顺利地分娩健康婴儿。要做到以下几点:①积极参与婚前保健或孕前保健,与妻子一起计划适宜的妊娠时间。②与妻子一起做好孕期保健,如摒除不良生活习惯(烟、酒等),合适的营养、适当的运动;共同参加孕期健康教育,学会识别一些常见异常征兆的能力。③到正规医院产前检查和分娩,有条件的话,分娩时可以陪伴在妻子身旁。④分娩后帮助妻子尽快恢复体力,共同承担照顾和培养孩子的责任,并且共同承担产后避孕。此外,男性还应该与女性共同承担预防性传播疾病、保障安全性生活的责任;应该积极反对重男轻女的性别歧视;应该坚决反对家庭暴力(包括精神上对女性的虐待)。

总而言之,丈夫与妻子之间应该建立相互尊重、相互信任和共同承担责任和义务的伴侣关系,共同努力使每一位女性、男性和儿童都拥有健康、美满、幸福的生活。

误区 孕妇有小腿水肿就不应多喝水

胎儿满 5 个月后,母体的心、肺、肝、肾功能都逐渐进入"满负荷"运行阶段,这是正常现象。小腿在傍晚时分会出现轻微

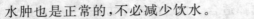

水肿也是正常的,不必减少饮水。

相反,由于胎儿发育产生的废物也要靠母体排出,足量喝水可以缩短代谢废物在体内停留的时间。

鉴于小腿水肿的另一原因是体重增加带来的负荷,可在办公室放一个小凳子,借以搁脚,帮助脚部的体液回流,减少水肿可能。每工作 2 小时后可稍作伸展,并按摩小腿部位。

误区 孕吐都是正常的

妊娠 3 个月后的孕吐一定包藏着某种危机,要当心。

最新发现,孕吐也具有某种遗传可能,也就是说,怀孕女性的母亲当年孕吐严重,甚至一直孕吐到上产床,那么她本人的孕吐反应有 87% 的可能过于频繁和强烈。

鉴于相当数量的孕吐是因某种气味催发的,在闻到这种气味前在鼻下搽一点薄荷通气膏,可以盖住"不愉快的气味"。

不要把孕吐不当回事,恶心、呕吐是怀孕早期的正常表现,但如果孕吐剧烈需要做进一步的检查,以确定是不是葡萄胎、双胞胎或多胞胎。

误区 有流产就应保胎

一部分怀孕早期的自然流产属于自然淘汰,避免了畸形儿的出生。如果盲目保胎,有可能保住了染色体异常胎儿和病态畸形胎儿。随着对流产的认识日益加深,人们对保胎治疗采取更为科学的态度,盲目保胎已被摒弃,因其弊端甚多。

(1)妊娠期出现阴道流血的疾病不只是流产一种。例如,葡萄胎和宫外孕,在停经 6~8 周都会出现阴道流血;妊娠合并

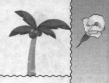

阴道和宫颈病变会出现不规则阴道流血；妊娠合并生殖道损伤，也表现为持续性阴道流血。上述疾病的治疗原则与流产截然不同，在确诊是否为流产之前，切不可盲目进行保胎治疗。

（2）流产分为许多种，不同种类流产的治疗原则亦不相同，不能一概而论，否则延误正确治疗，不仅可以导致继发性不孕，甚至会危及孕妇的生命。如果胚胎存活，一般只有先兆流产和习惯性流产适于保胎治疗。

（3）在开始保胎治疗前，一定要进行 B 超及其他辅助检查，以明确胚胎或胎儿是否存活，如果胚胎已经死亡，仍盲目保胎，将造成不必要的损害。

（4）从优生学方面来说，盲目保胎是不可取的。研究发现，各种流产中，若经积极治疗仍不能奏效，50％左右的胚胎存在某些缺陷，还是终止妊娠为佳。综上所述，保胎治疗有其临床实用价值。但是，如果不客观地分析病情，仅凭主观意愿盲目要求医师保胎则有害无益。

误区　有流产就应选用黄体酮保胎

黄体酮是常用的保胎药，它可使子宫肌肉松弛，妊娠子宫对外界刺激反应能力减弱，利于受精卵在子宫内的生长发育。但不能任意使用黄体酮保胎，否则将产生不良后果。

流产的原因是多方面的，不可盲目保胎。胚胎发育不良、受精卵染色体异常、孕妇全身性疾病、孕激素分泌不足、孕期跌跤及碰撞均可导致流产。60％以上的习惯性流产是由于胚胎发育不良或染色体异常引起。先天性卵巢发育不全的染色体异常，胎儿自发性流产率高达99.7％。人类所有的妊娠中，异常胚胎占0.6％。在孕期28周内，发育不良的胚胎多数自然流

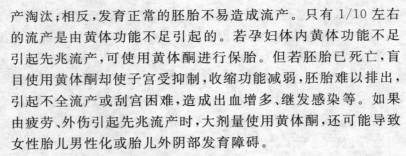

产淘汰;相反,发育正常的胚胎不易造成流产。只有 1/10 左右的流产是由黄体功能不足引起的。若孕妇体内黄体功能不足引起先兆流产,可使用黄体酮进行保胎。但若胚胎已死亡,盲目使用黄体酮却使子宫受抑制,收缩功能减弱,胚胎难以排出,引起不全流产或刮宫困难,造成出血增多、继发感染等。如果由疲劳、外伤引起先兆流产时,大剂量使用黄体酮,还可能导致女性胎儿男性化或胎儿外阴部发育障碍。

孕妇一旦发现有先兆流产症状时,可以马上去医院检查,查明引起先兆流产的原因。若先兆流产是胚胎发育不健全引起的,那么终究是要流产的,不健全的胚胎流掉了也不是坏事。如果先兆流产是由黄体功能不足引起的,那么可以在医师指导下使用黄体酮。除了这两方面外,先兆流产还有其他原因。如果自己盲目使用黄体酮保胎,可能不仅保不住胎,反倒给自身带来很大的危害。所以,孕妇要尊重科学,听取医师意见,不可擅自做主,盲目使用黄体酮保胎。

误区 保胎药用得越多越好

保胎药的主要成分是孕激素,孕激素对妊娠起着重要的作用,如果孕期孕激素不足,会造成流产和其他不良后果。

然而保胎药并非多多益善,更不是人人都需要用保胎药。一般情况下孕期孕激素的量是足够的,不必补充,若出现异常情况,必须先经医师检查诊断,需用孕激素保胎时,应在医师的指导下使用。倘若自行滥用,不仅无益反而有害。

妊娠末期孕激素过多,可造成过期妊娠。过期妊娠不仅给母亲造成产伤及痛苦,更重要的是使胎盘老化,使胎儿供氧及养分不足,胎儿容易缺氧而窒息,新生儿死亡率增高。

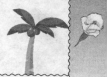

孕激素过多还可造成胎儿生殖器畸形,使女胎男性化,男婴则可能引起尿道下裂等畸形。

妊娠后孕妇的消化功能减退、胃酸减少,出现烧心、腹胀、便秘等不适,也是孕期孕激素增高使胃肠道平滑肌收缩减慢造成的后果。

误区 胎动减少没啥关系

胎儿在子宫内的活动称为胎动。胎动是胎儿在子宫内情况良好的表现。正常妊娠18~20周,孕妇可以感到胎动,每小时3~5次,妊娠的周数越多,胎动越活跃,但妊娠的末期胎动减少。一般怀孕28~32周后胎动达到高峰,38周后胎动逐渐减少。胎动在上午8~12时比较均匀,下午2~3时最少,以后逐渐增多,晚上8~11时最高。

胎动是了解胎儿在宫内情况的一个重要指标,通过胎动可以了解胎儿在宫内的情况,胎动减少是胎儿宫内缺氧的一种信号。胎动减少常见于胎盘功能减弱、胎儿宫内慢性缺氧,是胎儿宫内窘迫的重要指标。胎动完全停止后,24~48小时内胎心也会消失,因此孕妇要注意这一点,发生情况应及时到医院,以免贻误抢救时机,但是胎动过频往往是胎动消失的前驱症状,也应予以重视。

孕妇从怀孕7个月就应该开始数胎动,这是孕妇在家中自我监测宫内胎儿安危情况的最可行、最简单的办法。胎动监测的办法:从妊娠7个月开始至临产前,每天早、中、晚各观察1小时,将3个小时的胎动总数乘以4,即为12小时的胎动数。正常胎动数12小时内30次左右,若下降至20次以下,或每小时小于3次,说明宫内胎儿有异常,应立即到医院检查。

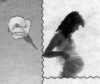

误区 孕期面部出现色素斑应及时做美容

有些年轻女性在怀孕后容貌会发生变化,不仅面部出现了黑褐色的斑点或斑块,而且腹部、乳房、大腿等部位亦会相继出现色素沉着和妊娠纹,这对许多爱美的女性来说难以接受,因而也给她们的心理增加了一些忧虑。

其实,为此而忧虑大可不必,这是怀孕后人体正常的生理现象,是孕妇体内激素增多导致的容貌改变。怀孕初期,激素主要由卵巢黄体产生,激素的需求量越来越大时,胎盘便担当起分泌激素的"主角"。诸多激素中主要是雌激素、孕激素、缩宫素、催乳素的分泌对妊娠过程的一些重大代谢活动起着决定作用,它们有效地调节母体在妊娠期的代谢过程,对处于发育旺盛阶段的子宫组织起着促进作用。由于怀孕后肾上腺的分泌功能增强,使皮褐质随之增多,于是就导致了皮肤出现妊娠纹和面部生出黑褐色斑块等改变。

孕期这些容貌变化,如色素沉着等一般在分娩之后即会消失,所以大可不必为自己容貌一时"变丑"而烦恼,更不要因此而去做美容,以防对胎儿不利。

误区 把早早孕流产当月经来潮

所谓早早孕,意即指 1 个月之内的初孕。有些结婚多年不孕的妇女,其实并非不孕,是有生育能力的,曾经是多次受孕,可惜未至确诊妊娠就已经流产而未被发现,所以成为屡孕屡堕的早早孕习惯性流产者。

早早孕流产,因为受孕时间很短,胎卵刚入床即堕下,形体极小,一般不易被人发觉,就像来一次月经,极易被忽略。但只要引起警惕,注意观察,及时处理,同时预先采取防范措施,还是能避免流产的。有流产史和不孕症妇女不妨在每日清晨刚醒来时测量一下基础体温,排卵后基础体温即开始上升,如果体温上升持续 15 天以上不下降,则提示有可能是早早孕,宜注意休息,避免剧烈运动和大幅度的动作,并可服用一些调补脾肾,有利于胚胎在子宫内"安营扎寨"的中药。

有些妇女未至行经期,即在 24～25 天时突然下红,色淡或棕褐色量不多,甚至有腹痛腰酸,则不能轻易视为月经提前来潮而贸然用活血调经药。因为这种现象与往常月经周期情况不同,应排除是否早早孕的早期漏红,应及时请医师诊治。一般做血清绒毛膜促性腺激素测定,可帮助早早孕的诊断,以便及时采取相应的措施。

误区 胎位不正都是不能纠正的

羊水中的胎儿由于头比身体重,所以胎儿呈头下臀上的姿势。正常的胎位是胎头俯屈,枕骨在前,叫枕前位;胎儿横卧在宫腔,称横位;臀在下方,坐在宫腔里,叫臀位。横位和臀位,都是胎位不正。即使胎头向下,但胎头由俯屈变为仰伸或枕骨在后方,也是胎位不正。绝大多数孕妇的胎位是正常的,但也有少数(约 5%)孕妇的胎位不正。有些胎位不正是可以纠正的,如枕横位、枕后位、臀位、横位等。妊娠 30 周前,大部分胎儿为臀位,30 周后多数可自动转为头位。故即使是臀位,也没必要在 30 周前纠正;30 周后仍为臀位或横位者,应考虑纠正。纠正的主要方法有:

(1)胸膝卧式:在怀孕 7 个月前胎位不正,只要加强观察便

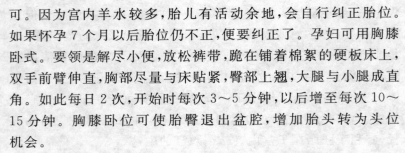

可。因为宫内羊水较多，胎儿有活动余地，会自行纠正胎位。如果怀孕 7 个月以后胎位仍不正，便要纠正了。孕妇可用胸膝卧式。要领是解尽小便，放松裤带，跪在铺着棉絮的硬板床上，双手前臂伸直，胸部尽量与床贴紧，臀部上翘，大腿与小腿成直角。如此每日 2 次，开始时每次 3～5 分钟，以后增至每次 10～15 分钟。胸膝卧位可使胎臀退出盆腔，增加胎头转为头位机会。

(2)艾卷灸至阴穴：此方法可配合胸膝卧位同时做。孕妇可自己做，或由家人协助，用点燃的艾卷熏至阴穴（即双足小趾外缘），每日 2 次，每次 10 分钟左右。

(3)侧卧位：对于横位或枕后位可采取此方法。侧卧时还可同时向侧卧方向轻轻抚摸腹壁，每日 2 次，每次 15～20 分钟，也可在睡眠中注意侧卧姿势。

如果以上方法仍无效时，应请医师、助产士替孕妇做外回转术。一旦胎位恢复正常，为预防胎位再度不正，要少做家务，并且暂时几天不要洗澡。若为不全足位、全足位等分娩类型，由于子宫口不易全开，容易造成难产，所以一旦出现脐带脱落或快脱落，以及其他危及胎儿生命安全的情况时，就必须进行剖宫产。如果做过外回转术，胎儿却又转回到异常胎位，或无法矫正胎位时，不妨顺其自然，因为按胎位不正的方式分娩反而较为安全。

误区 孕妇在任何情况下都不要用腹带

随着妊娠月份的增加，孕妇腹部逐渐增大，这是妊娠期间正常的生理特征。如果腹肌较紧，腹部无明显下垂，则不需要打腹带。

如果是特殊情况,如巨大儿、羊水过多、双胎,或身材矮小致腹肌过于松弛,形成了悬垂腹,身体重心明显前移,脊柱负担过大,造成活动不便或增加疲劳感时,则需使用腹带托起下垂的腹部,以减轻腹部所承受的高负荷,使孕妇感到轻松、灵便。

同时,这种支托也有利于下肢血液循环通畅,减少下肢水肿与下肢静脉曲张的发生或减轻其程度。另外,如系胎位不正,经医师手法纠正为正常胎位后,也可以使用腹带固定,以防胎儿转动,但必须在医师的指导下进行。

打腹带应注意以下几点:①部位应稍低一些,将下垂的腹部向上兜起,发挥支托作用。②松紧要适度,太松不起作用,太紧会妨碍孕妇的呼吸与消化功能,且对胎儿发育极为不利。③布料要选用柔软的纯棉织品。有些孕妇为保持体形美观,盲目选用腹带将腹部束起来,这种做法很不科学,切不可取。

误区 孕妇的口腔护理无关紧要

妊娠期的准妈妈如果有口腔疾病,不仅容易引发并发症,而且还会影响胎儿发育,为了妈妈和宝宝的健康,请妈妈们注意口腔护理。

女性怀孕后,会因体内增高的激素而引发牙龈充血、水肿、肥大,甚至发生炎症,尤其是在怀孕的头 3 个月及分娩前的 3 个月更易加重。医学上称此为妊娠期牙龈炎,孕妇常常伴有牙痛、牙出血、口臭等表现。为了预防这种情况的发生,孕妇须比平时更加注意口腔的护理与保健,应从以下几点做起:

每天早晚必须各刷 1 次牙。餐后及时用漱口水漱口。刷牙时,可根据自己的情况选择牙膏,如果有龋齿,要选用含氟或

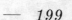

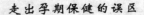

含锶的牙膏；牙龈出血、水肿者，宜选用可消炎止血的药物牙膏；若是由于吃酸性零食过多而引起牙齿过敏，可以嚼含川椒，或选用脱敏牙膏。

在孕期应定期去口腔科进行检查，彻底洗牙。如果牙齿有龋齿、牙龈炎、牙周炎，应及早进行治疗。

如果患有口腔炎、口角炎，应充分摄取维生素 B_2；牙龈出血，多吃富含维生素 C 的食物。当需要拔牙时，时间一定选择在怀孕 3 个月以后、7 个月以前的时间进行。因为在怀孕的头 3 个月拔牙，容易诱发流产并加重孕吐；而在怀孕 7 个月后，因身体笨重不便与医师配合，而且有引发早产的可能。

不是治疗上必需，一定不要拍牙齿 X 线片。必须拍时，应在腹部围上铅橡皮围裙，以防放射线危害孕妇和胎儿。

平时可做上、下叩齿动作。这样不仅能增强牙齿的坚固性，同时可增加口腔唾液分泌量，其中的溶菌酶具有杀菌、洁齿作用。

分娩后，不可固守传统习惯而不刷牙，只是漱漱口。因为漱口只能使口腔中的细菌减少 15％，而刷牙可减少到 6％，如果不刷牙很容易发生口腔炎。

误区 分娩时大声喊叫会减轻阵痛

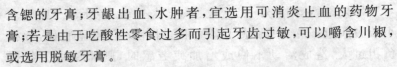

有些孕妇在分娩阵痛时就大喊大叫，认为喊叫出来会舒适一些。其实，分娩时大声喊叫并不利，因喊叫既消耗体力，又会使肠管胀气，不利于宫口扩张和胎儿下降。正确的做法应该是，孕妇要对分娩有正确认识，消除精神紧张，抓紧宫缩间歇休息，按顿进食、喝水，使身体有足够的能力和体力，这不但能促进分娩，也大大增强了对疼痛的耐受力。如果确实疼痛难忍，

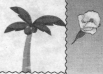

也可以做如下动作,以进一步减轻疼痛。

(1)深呼吸:子宫收缩时,先用鼻子深深地吸一口气,然后慢慢用口呼出。每分钟做 10 次,宫缩间歇时暂停,产妇休息片刻,下次宫缩时重复上述动作。

(2)按摩:深呼吸的同时,配合按摩效果更好。吸气时,两手从两侧下腹部向腹中央轻轻按摩;呼气时,从腹中央向两侧按摩。每分钟按摩次数与呼吸相同,也可用手轻轻按摩不舒服处,如腰部、耻骨联合处。

(3)压迫止痛:在深呼吸的同时,用拳头压迫腰部或耻骨联合处。

(4)适当走动:产妇如一切正常,经医师同意后,可适当走动一下,或靠在椅子上休息一会儿,或站立一会儿,也可以缓解疼痛。

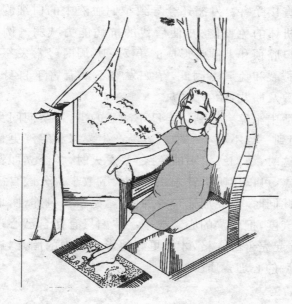

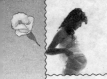

六、走出心理误区

误区 孕妇发脾气不会影响胎儿

有的妇女怀孕后性情变得很坏,易动怒,好发脾气,不仅喜欢和丈夫吵架,还把自己的暴躁情绪迁怒到他人身上,使得家庭生活中弥漫着不安定的气氛。要知道,发怒会使孕妇血液中的激素和有害化学物质浓度剧增,并通过胎盘屏障进入羊膜,使胎儿直接受害。发怒还会导致孕妇血液中的白细胞减少,从而降低机体的免疫能力,使后代的抗病能力减弱。例如,母亲在胎儿口腔顶和上颌骨形成的第 7～10 周时经常发怒,就会造成胎儿腭裂和兔唇。因此,孕妇发怒不仅有害于自身的健康,而且会殃及胎儿,贻害无穷。

生活中难免会遇到让自己不顺心的事,怀孕期间身心负担加重,遇到一点不顺心的事就容易产生躁怒和怨气更是平常不过了。这时,孕妇一定不能急躁,要发火时,学会立即转移自己的关注点,可以用听听音乐、看看书、散散步来分散自己的注意力。与此同时,还要加强自身的修养,尽量修身养性,培养自己宽容的气度,把暴躁的心理抚平。孕妇只有让自己心理得到缓解,建立起完善的人格,才能更好地影响腹中的胎儿,进而提高胎儿日后的心理素质。

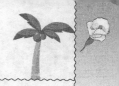

误区 孕妇心理压力大不会影响胎儿

孕妇如果长期处于紧张与不安中,对自身和胎儿都有不良影响,应该试着调适自己的心情。造成孕妇紧张与不安的原因较多,如担心胎儿生出后是否正常,或担心有早产现象,或孕妇担心自己的容貌受影响,或担心性生活会因怀孕而受影响,或担心分娩时会很痛苦,或因怀孕时孕妇性欲减退,或因医师要求禁欲却又担心丈夫会拈花惹草等。另外,医师和护士所说的每句话也会造成孕妇的不安。解决这些问题,孕妇本身要了解怀孕、分娩的经过,以及自己的健康状况,然后定期接受检查,自然可降低其不安感。怀孕时应避免给自己太大的压力,否则会引起身心障碍,因此要避免产生与人竞争的心理,不要过于斤斤计较,只要以开朗的心情度日,不但对胎儿有益,对自己的身体也有好处。

误区 孕妇情绪紧张不会有大的危害

澳大利亚科学家通过对绵羊的实验表明,孕妇在孕早期精神紧张,即或短短 2 天,也可能会引起胎儿血压升高及肾功能紊乱。女性在怀孕及分娩前后,如果经常处于紧张状态中,那么自身免疫力就会相对较低。长期情绪紧张的孕妇,会使身体变得衰弱,而身体衰弱的人很容易感染疾病。因为这种情绪会对免疫力产生不良影响,引起大脑发生一系列反应。当下丘脑受到紧张情绪刺激后,脑垂体也随之受到刺激,促使肾上腺分泌糖皮质激素增高,导致抗体产生减少,大大削弱孕妇对疾病的免疫力。

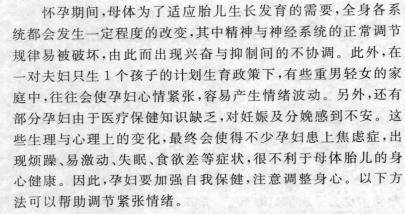

走 出 孕 期 保 健 的 误 区

怀孕期间,母体为了适应胎儿生长发育的需要,全身各系统都会发生一定程度的改变,其中精神与神经系统的正常调节规律易被破坏,由此而出现兴奋与抑制间的不协调。此外,在一对夫妇只生1个孩子的计划生育政策下,有些重男轻女的家庭中,往往会使孕妇心情紧张,容易产生情绪波动。另外,还有部分孕妇由于医疗保健知识缺乏,对妊娠及分娩感到不安。这些生理与心理上的变化,最终会使得不少孕妇患上焦虑症,出现烦躁、易激动、失眠、食欲差等症状,很不利于母体胎儿的身心健康。因此,孕妇要加强自我保健,注意调整身心。以下方法可以帮助调节紧张情绪。

(1)学习孕育知识:要学习和掌握一些妊娠、分娩和胎儿在宫内生长发育的科普知识,这样可了解妊娠过程出现的某些生理现象。若一旦有这些生理现象的出现,能够正确对待,坦然无惧,减少不必要的紧张和恐慌。

(2)重视产前检查,接受医师指导:孕妇产前检查已有一整套程序,产前检查有利于对妊娠情况的掌握,发现问题及时得到解决是优生的关键。

(3)树立生男生女都一样的新观念:对于这一点,不仅是孕妇本人要有正确认识,而且要得到家庭的共同认可,特别是老一辈人要从"重男轻女"的桎梏中解脱出来,给予子女更多的鼓励和关心,解除孕妇的后顾之忧。

(4)保持乐观稳定的情绪状态:怀孕是妇女几乎都要历经的人生过程,本身是件喜事,不必为此背上思想包袱。在怀孕的过程中,孕妇要尽量放松心态,及时调整和转移产生的不良情绪,如谈心、唱歌、听音乐,必要时还可找心理医师咨询及治疗。

(5)生活规律,饮食科学:妊娠要注意适当休息,除保证晚

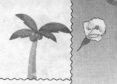

上有良好睡眠外,白天也要有一定时间的短暂睡眠,午休是特别重要的。孕期饮食要清淡而又富有营养,蛋白质、维生素及无机盐(如钙、磷、铁、锌)等营养物质的量要比孕前有所增加,要根据自己的喜爱适当搭配,品种花样更多些,以增加摄入量,保证膳食营养。烟、酒均对孕妇和胎儿有害而无利,应当戒除。良好的生活方式不仅促进母体和胎儿的身体健康,而且是心理健康的保障。

(6)适当参加体育锻炼和户外活动,松弛身心:到了妊娠中、晚期,孕妇的体形变得臃肿、沉重,这时候许多孕妇懒于活动,整天待在室内,这是不科学的。可根据自身实际情况,选择适宜的运动锻炼项目,尽可能多做些户外活动,这样有利于血液循环和神经内分泌的调节,还可放松紧张与焦虑的心态,最终有利于胎儿的正常生长发育。

误区 孕妇紧张不会使胎儿烦躁不安

日本的夏山英一是京都妇产科医师。他接诊过一位因不小心滑倒,惊慌失措来医院检查的年轻母亲,于是夏山先生通过超声波、透视检查,这位母亲的羊水没有破,但是出现在透视屏幕上的胎儿手脚乱动显得可怜而痛苦。这位母亲的精神高度紧张,从而引起胎儿的紧张,可想而知胎儿和母亲一样痛苦。母亲若烦恼不安,不可避免地会引起胎儿程度不同的紧张。若听之任之,紧张状态加剧,母亲的激素失去平衡,以至于引起头脑和身体活动的混乱,这将传给胎儿,使胎儿紧张状态也加剧。

不但是母亲,任何人感到不安,处于兴奋状态,体内的肾上腺素这一引起紧张状态的物质会大量产生,这种物质具有使末梢神经收缩,强烈刺激神经的功能,从而使血管变细,心脏扑通

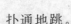

扑通地跳。

当紧张状态发生时,体内引起的反应分为警告期、抵抗期、疲劳期3个阶段。感到紧张时,体内最初发出警告信号,然后出现抵抗紧张的体制。若紧张状态延续下去,身体将处于疲劳之极,有时甚至危及生命。人不会疲劳而死,但是因紧张而死则完全可能,这种可怕的紧张状态之源就是肾上腺素。由于种种原因,妊娠中的母亲感到紧张时,母体便产生肾上腺素这一物质。肾上腺素通过脐带传到胎儿大脑中心,从而使胎儿的血管收缩,刺激神经。另一方面,神经受刺激处于兴奋状态的胎儿,自身也大量分泌肾上腺素,即在腹中的胎儿,与处于紧张状态的母亲一样也处于紧张状态。不言而喻,这种紧张状态不会给胎儿带来有利影响,过分紧张将妨碍胎儿的大脑和身体成长。

母亲的大脑与胎儿的大脑紧密相关。当母亲的感情出现剧变时会影响到胎儿,当母亲不安、紧张时会使腹中胎儿的小身体发抖。妊娠4个月后,胎儿的大脑迅速成长,接受母亲送来的各种物质。与过去相比,这时胎儿更容易受到紧张的影响。从妊娠4个月后,尤其希望母亲每天都能保持平稳安详的心情,其原因也就在此。

误区 孕妇焦虑、恐惧不会造成早产

怀孕是女性正常的生理过程,只是一些孕妇对妊娠过程还不够了解,才会有种种焦虑、担心,甚至是恐惧。调查表明,一些年轻女性自从怀上孩子后就没省心过,总是担心胎儿的营养、发育、胎教、分娩等。在对36名因精神因素早产的产妇进行访问中,发现30.55%的孕妇担心胎儿发育不良,考虑胎儿

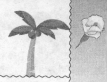

的安全；44.44％的孕妇由于工作不稳定，思想压力比较大；25％的孕妇对妊娠及分娩有紧张、焦虑心理。总的说来，77.78％的孕妇多种因素同时存在。近10年来，精神因素引起早产的构成比例有明显上升的趋势。

妈妈们都希望顺利得到一个既健康又聪明的宝宝，所以对妊娠及分娩中可能出现的问题会感到紧张、焦虑，甚至恐惧，而这些精神压力都可引起宫缩的前列腺素分泌，简单地说，就是每多一份焦虑，就会使新生儿早出生3天。很多白领在妊娠期间忧心忡忡，担心怀孕、哺乳而不能工作，其实怀孕与工作并不矛盾。要知道怀孕是一个很自然的过程，孕妇只要定期产前检查，饮食上合理搭配，适当补充铁剂、钙剂，就可以顺利地分娩。至于怀孕之后的腰酸、手麻、下肢水肿等也都是妊娠的正常表现。9个月之后可以停止工作，当然这取决于孕妇个人的感受和适应力。

现在大医院都推广无痛分娩，这样可使孕妇对分娩时的恐惧降到最低。实施无痛分娩的整个产程中，产妇可以比较舒适、清晰地感受新生命到来的喜悦。因为镇痛的药物是从背部向腰椎注射，而且无痛分娩对母婴影响小，起效快、作用可靠。目前，美、英分娩镇痛率达85％以上，遗憾的是，目前我国分娩镇痛率不到1％。

妊娠的确会让女性的身材受到影响，比如骨盆变宽，阴道变松弛、乳房下垂等。但是分娩之后骨盆、阴道基本可以恢复到以前的状态，惟一不能恢复的是乳房，因为妊娠之后乳腺管增生这是为人工哺乳做准备，分娩之后乳房的确会下垂。至于身材变形主要还是与自身的体质有关，也有不少产妇分娩后身材变苗条了。

误区 孕早期的不良心理反应无法摆脱

孕早期,孕妇最容易发生3种心理方面的问题:

(1)过分担心:有些孕妇对怀孕没有科学的认识,易产生既高兴又担心的矛盾心理。她们对自己的身体能否胜任孕育胎儿的任务、胎儿是否正常总是持怀疑态度,对任何药物都会拒之千里。

(2)早孕反应:严格说来,早孕反应是一种躯体和心理因素共同作用而产生的症状。但医学专家发现,孕吐与心理因素有密切的关系,如孕妇厌恶怀孕,则绝大多数会孕吐并伴体重减轻,如果孕妇心理和情绪变化大,还会发生剧烈孕吐和其他反应。

(3)心理紧张:有些孕妇及亲属盼子心切,又对将来的生活茫然无知,因为住房、收入、照料婴儿等问题的担心,导致心理上的高度紧张。

这些不良心态致使孕妇情绪不稳定,依赖性强,甚至会表现出神经质,对孕妇对胎儿都十分不利。

调整方法:①孕妇要尽可能做到凡事豁达,不必斤斤计较。②遇有不顺心的事,也不要去钻牛角尖。③丈夫和其他亲属应关心和照顾孕妇,不要让孕妇受到过多的不良刺激。④不要有可能引起孕妇猜疑的言行,使孕妇的心理状态保持在最佳。

误区 孕妇喜怒无常不会影响胎儿正常发育

良好的心态、融洽的感情是幸福美满家庭的一个主要条件,也是孕妇达到优孕、优生的重要条件。在心态良好的情况下,受精卵就会"安然舒适"地在子宫内发育成长,生下的孩子就更健康、聪慧。现代医学、心理学研究证明:母亲孕期的心理状态,如恐惧、紧张、悲伤、忧愁、抑郁、狂喜等,均在一定程度上影响胎儿的正常成长和健康发育。胎儿生长发育所需的营养成分是由母亲血液循环通过胎盘提供的,母亲不良的情绪变化会影响营养的摄取、激素的分泌和血液的化学成分。健康向上、愉快乐观的情绪会使血液中增加有利于健康发育的化学物质,所怀胎儿便发育正常,分娩时也较顺利;反之,不良的情绪会使血液中有害于神经系统和其他组织器官的物质剧增,并通过胎盘影响胎儿发育,导致胎动异常、胎儿畸形、早产、智力低下、未成熟儿等。临产时孕妇受精神刺激而极度不安时,有可能发生滞产或产后大出血。

要使孕妇保持良好的心态应注意以下几点:

(1)要形成尊重和关心孕妇的良好风尚,通过温馨和睦的家庭气氛、充足有益的休息、健康文明的文化娱乐等,创造有利于优孕、优生的生活条件和客观环境。

(2)孕妇要加强自身修养,多行善事,心胸宽广,切忌暴躁、恐惧、忧郁和捧腹大笑。

(3)要形成良好的生活习惯,不去闹市区和危险区,不看淫秽、凶杀读物与影片,多看美丽的景色、图片,多读优生优育和有利于身心健康的书刊,多听轻音乐等。

做到了以上几点,就能够为孕育一个健康聪慧、活泼可爱的小宝宝奠定良好的心理基础。

误区 任何胎教都是有益的

为了生一个聪明的宝宝,一些家庭在女性怀孕时就开始实施"胎教"，但胎教的方式千奇百怪，有位酷爱麻将的女士就采用让胎儿听麻将声的胎教方法，使人担忧不已，这会给孩子带来负面影响。这位酷爱麻将的女士一有空闲就和人一起搓上几局，"哗哗"的麻将声在其心中简直就是一曲美妙的音乐。时间长了，她似乎摸出点"门道"，只要一响起"哗哗"的麻将声，腹中的胎儿就安静下来，似乎在欣赏美妙的音乐。而一旦停止打麻将，胎儿就会在肚子里"拳打脚踢"，这正中了这位酷爱麻将的女士的下怀，她索性天天坐在麻将桌边进行"胎教"。

无独有偶，还有一些孕妇自己喜欢忧伤或者喧嚣的音乐，于是也将其作为胎教的磁带，结果，腹中的胎儿听了以后感觉压抑烦躁。有的甚至破坏了孩子的耳蜗和听觉神经，致使宝宝刚出生就出现听力受损或耳聋。

孕妇在保证充足营养与休息的条件下，对胎儿实施定期定时的音乐刺激，可促进婴儿的感觉神经和大脑中枢的更快发展，如一些名曲中舒缓、轻柔、欢快的部分就适合胎教。但是，悲壮、激烈、亢奋的音乐会影响胎儿的正常发育，严重的会造成婴儿畸形或封闭心理。像听麻将声那样的"胎教"只能把孕妇打麻将的紧张情绪传给胎儿，严重危害胎儿健康。因此，给胎儿听的音乐要选择经过专家审定的胎教音乐，声音过高或过低都会给孩子带来一定不良影响。

误区 依赖音像资料做胎教最好

胎儿在妊娠末期只会有一定的听觉记忆，且此时胎儿的检测、辨别和定位等基本听觉能力还极为有限，只能对语言和音乐两种听觉刺激进行初步的感知和信息加工。

（1）语言胎教：西方心理学家通过试验研究证实，由于胎儿早期特殊接触经验的影响,胎儿对言语的偏好甚于非言语,对母亲声音的偏好甚于陌生人的声音,对母语的偏好甚于另一种语言,对某种熟悉的言语刺激的偏好甚于不熟悉的言语刺激。因此,在胎教内容上最好不要使用语音资料,运用以下的方式会使胎教更科学、更有效:①运用儿向语言。胎儿喜欢听母亲的声音甚于其他人的声音,更喜欢倾听母亲的言语,表现出对所谓的"妈妈语"这种言语形式的偏好。妈妈语也被称为"儿向语言",具有语速慢、声音高和音调高度夸张等特征,有着强烈的起伏性。因此,母亲是胎儿最好的语言教师,胎儿听到最多的是母亲的语言,其节奏、语调、语速、词汇等是胎儿最初对语言的感知,母亲要尽可能注意自己的语言行为,日常活动中最好用"妈妈语"的言语形式来与胎儿交流。②运用特定听觉刺激。胎儿也会偏好某一特定的听觉刺激。心理学家做过这样一个试验,让孕妇在最后6周每天大声朗读一篇固定的儿童故事,出生后无论是母亲还是陌生人在朗读这篇故事时,婴儿都表现出再认反应。表明胎儿加工并记忆他们在胎儿期经历过的特定听觉经验,表现出对某种熟悉的听觉刺激的偏好。因此,要选几篇童话故事、优美的散文等固定的文章每天朗读,最好以固定的环境和时间进行,并配以风格相近的音乐等。近期研究也表明,胎儿更偏爱听男中音的声音。因此,在语言胎教中,爸爸也可以承担部分角色,可依夫妻双方兴趣,选中国古代的唐诗、宋词或诗经古训,配以古筝等中国古典音乐朗读给胎儿听。③运用语种辨别能力。研究表明,胎儿末期已具备一定辨别语种的能力,为了启蒙胎儿外语信号系统的发展,可以选一些外语小短文朗读给宝宝听。

（2）音乐胎教:研究表明,胎儿末期能初步鉴别纯音之间的差异,具有初步的协调听觉与身体运动的能力。所以,在胎教内容上，一是要给胎儿施以不同风格音乐的刺激。例如，早上起床播放一段清丽明快的钢琴曲，可选贝多芬的《献给爱丽丝》、李斯特的《少女的祈祷》等回旋感和变奏感较强的世界名曲；在胎动较频繁的黄昏时分播放一段旋律优美的圆舞曲，可选《蓝色多瑙河》、《溜冰圆舞曲》、《山楂树》等；晚上睡前播放一段恬静温柔的小夜曲和摇篮曲，可选《舒伯特小夜曲》、《海顿小夜曲》和勃拉姆斯的《摇篮曲》等。二是利用胎儿的协调听觉与身体运动的能力，依据不同的音乐对胎儿施以不同的活动提示，如播放圆舞曲时可以双手拥捧腹部随音乐轻舞，让宝宝体验华尔兹的优雅和愉悦；播放钢琴曲时可随节奏轻轻拍打腹部，让宝宝体验音键的明朗和轻快；播放小夜曲时可以用手掌轻抚腹部，让宝宝体验母爱的温柔渐入梦乡。

误区　所有的世界名曲都适合胎教

许多孕妇在进行胎教时存在着种种误区，这样的胎教不仅起不到促进胎儿神经发育的目的，反而会造成不良的后果。医师建议，孕妇在胎教时不要盲目跟风，最好是参加医院举办的"孕校"，进行正规、科学的胎教。

每一位孕妇的胎教方法并不相同，有人说胎教就是给胎儿听音乐，有的则给胎儿讲故事，也有的报名参加了社会上一些早教机构。大部分的准妈妈们都知道胎教的益处，但却不知道正确的方法，因此在进行胎教时多是采取最常见的一种做法，就是听世界名曲。

正确的胎教对于胎儿的神经等系统发育有着极大的益处，这样的宝宝十分聪明。给胎儿听音乐的做法是有可取性的，音乐对于胎儿的成长有好处，但是人们不管是什么音乐全部都拿

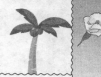

来听,有些人还长时间地把专用的胎教机放在肚子上,让胎儿听,认为这样做就是最好的胎教了,其实不然。首先,胎教要定时、定点,每天孕妇可以设定 30 分钟的时间来听音乐,时间不宜过长。其次,在选择音乐时要有讲究,不是所有世界名曲都适合进行胎教的,最好听一些舒缓、欢快、明朗的乐曲,而且要因时、因人而选曲。在怀孕早期,妊娠反应严重,可以选择优雅的轻音乐;在怀孕中期,听欢快、明朗的音乐比较好。再者,夫妻一同与胎儿进行交流也是一种很好的胎教方法。

误区　音乐胎教时应把录音机放在肚皮上

"不让孩子输在起跑线上"、"孩子教育应该从 0 岁开始",为了生个聪明可爱的宝宝,让孩子出生之前就领先他人一步,许多孕妇在怀孕初期就给腹中的胎儿听音乐、讲故事,殊不知音乐胎教不当可致胎儿耳聋。

胎儿在母亲肚子里长到 4 个月大时就有了听力,长到 6 个月时,胎儿的听力就发育得接近成人了。这时进行胎教,确实能刺激胎儿的听觉器官成长,促进孩子大脑发育。正确的音乐胎教方式应该是孕妇经常听音乐,间接让胎儿听音乐。音乐能促使母体分泌一些有益于健康的激素,如酶、乙酰胆碱等,使孕妇身体保持极佳状态,促进腹中的胎儿健康成长。但许多孕妇进行胎教时却是直接把录音机、收音机等放在肚皮上,让胎儿自己听音乐,这是不正确的。因为此时胎儿的耳蜗虽说发育趋于成熟,但还是很稚嫩,尤其是内耳基底膜上面的短纤维极为娇嫩,如果受到高频声音的刺激,很容易遭到不可逆性损伤。在现实生活中,有不少孕妇把"胎教音乐"当作培养"神童"的智力胎教法宝,这是一种认识误区,特别是不合格的胎教音乐磁

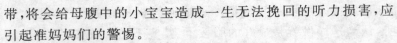

带,将会给母腹中的小宝宝造成一生无法挽回的听力损害,应引起准妈妈们的警惕。

因此,进行音乐胎教时传声器最好离肚皮2厘米左右,不要直接放在肚皮上;音频应该保持在2000赫兹以下,音调不要超过85分贝。每个人对音乐的理解和感受都不太一样,偏爱也不一样,但对孕妇来说,最好不要听摇滚乐,也不要听一些低沉的音乐,多听一些优美舒缓的音乐,对孕妇、对胎儿才都有好处。

这样讲,是不是对胎儿就不需要进行胎教了呢?不是的。我国数千年传统的母教式胎教是科学的、符合优生的。那就是要求孕妇在整个妊娠期做到:

(1)注重情志养生,情绪应乐观豁达,保持一颗不以物喜,不为己悲,淡泊宁静的平常心,避免不良的精神刺激。故有良好的情绪是最佳的胎教之说。

(2)生活要有规律,起居有常,睡眠充足,讲究睡姿。

(3)膳食结构平衡合理,以保证孕期各种营养素的摄入,满足胎儿的需求。

(4)持之以恒地进行适度的运动锻炼,动静结合,有益于母子健康。

(5)要有一个良好的舒适洁净的生活环境,不要接触猫、狗、鸟等宠物,不接触各种有害射线及毒物。

(6)戒除烟酒等不良嗜好,更忌吸毒。

(7)一旦患病,及早看医师并进行治疗。

(8)不滥用药物,有病需用药时,一定要在医师指导下合理用药,以免伤及胎儿。

每个孕妇只有在衣食住行等方面注重自我保健,才能生一个身心健康的好宝宝。

误区　胎教可以随时随地进行

胎教的实施要遵循胎儿生理和心理发展的规律,不能随意进行。胎教实施过程中主要须注意以下事项:

(1)胎教要适时适量:要观察了解胎儿的活动规律,一定要选择胎儿觉醒时进行胎教,且每次不超过 20 分钟。

(2)胎教要有规律性:每天要定时进行胎教,让胎儿养成规律的生活习惯,同时也利于出生后再认,为其他认知能力的发展奠定基础。

(3)胎教要有情感交融:在施教过程中,母亲应注意力集中,完全投入,与胎儿共同体验,达到与胎儿的身心共振共鸣,不仅利于胎儿,也利于母亲身心的健康,建立起最初的亲子关系。

总之,胎教的过程不仅是一个语言、音乐学习的过程,也是胎儿对母亲形成依恋关系的过程。因此,胎教最好是在妊娠末期由母亲亲自依规律科学施行,才能行之有效。

误区　胎教全是孕妇的事

孩子是夫妻双方爱情的结晶,胎教不仅仅是孕妇的事,丈夫同样有不可推卸的责任。

孕妇的情绪直接影响着胎儿的生长发育,因此丈夫要尽心体贴妻子,分担家务,豁达大度,不与妻子斤斤计较,有时间多陪妻子散步、听轻音乐等,使妻子无忧无虑,情绪稳定。当胎儿 7 个月时,已经有了听觉和视觉,丈夫要同妻子一起用委婉的音调与胎儿说话,给胎儿唱歌、讲故事。另外,经常抚摸孕妇腹

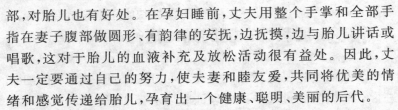
部,对胎儿也有好处。在孕妇睡前,丈夫用整个手掌和全部手指在妻子腹部做圆形、有韵律的安抚,边抚摸,边与胎儿讲话或唱歌,这对于胎儿的血液补充及放松活动很有益处。因此,丈夫一定要通过自己的努力,使夫妻和睦友爱,共同将优美的情绪和感觉传递给胎儿,孕育出一个健康、聪明、美丽的后代。

胎教一般多是针对母亲而言的,而忽视了做父亲的作用。实际上,父亲在胎教中的地位也是不可忽视的。在某种意义上说,聪明健康的小宝宝诞生,在很大程度上取决于父亲。

孕妇的情绪对胎儿的发育影响很大。妻子怀孕后,除继续担任她原来的工作、学习、家庭、社交等日常事务外,又增加了一份孕育新生命的任务,担负起两个生物体的重担。无疑在她精神上、心理上、生理上、体力与体态上都将发生很大的变化。如果孕妇在妊娠期间情绪低落,高度不安,孩子出生后即使没有畸形,也会发生喂养困难、智力低下、个性怪癖、容易激动和活动过度等。所以,丈夫应倍加关心爱护体贴妻子,让妻子多体会家庭的温暖,避免妻子有愤怒、惊吓、恐惧、忧伤、焦虑等不良情绪的刺激,保证妻子能心情愉快,精力充沛地渡过孕期。同时,还应注意嘱妻子左侧卧位,避免强烈振动和噪声,防止胎儿唇裂、腭裂等畸形。另外,丈夫还应主动承担家务,协助妻子做好围产期保健,避免感冒,特别是风疹,以免引起胎儿畸形。

在妊娠期间,给予妻子合理的营养,如果在胎儿形成的关键时期(妊娠早期及中期)缺乏营养,会影响胎儿的正常发育,尤其对脑的发育影响最大,还可引起流产、早产、死胎、畸形。大多数孕妇有妊娠反应,丈夫应鼓励妻子克服恶心呕吐等反应,坚持进食,做到少吃多餐,饮食以避油腻、易消化为原则,尽量选富含蛋白质、糖类、维生素的食物,如牛奶、豆浆、蛋类、蔬菜、水果等。呕吐剧烈时应补充维生素 B_1、维生素 B_6,必要时

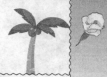

静脉输液。妊娠中期，胎儿生长发育加快，不仅需要给予充足营养，还要多饮水，并增加含维生素多的食物，保持大便通畅。

孕妇所处的环境应力求安静舒适，不宜经常有强烈的噪声刺激。光线要明亮柔和，搞好室内外卫生，防止感染疾病，防止烟雾污染，戒烟忌酒，节制房事，提醒妻子注意劳逸结合，适当做些家务和必要活动，切不可偏激而过度保护则弊多于利。

此外，丈夫应积极支持妻子为胎教而做的种种努力，并主动参与，如陪着妻子一同与胎儿"玩耍"，对胎儿讲故事，描述每天的工作及收获，让胎儿熟悉自己的父亲低沉而有力的声音，产生安全和信赖感。

误区　孕妇的情绪与丈夫无关

为孕妻和胎儿创造舒适的环境，使妻子保持良好的心境是丈夫义不容辞的责任。丈夫的这种责任在妻子怀孕的全过程要持之以恒。

研究表明，胎儿躯体或精神方面的障碍，与父母感情不和有关。夫妻不和给孩子带来的危害，比妊娠期生病、吸烟、劳累等原因带来的危害还要严重，而一些直接的精神刺激往往来源于丈夫。例如，丈夫出门前说："今晚 6 时回家。"于是妻子利索而准时地把饭菜准备好了，满心欢喜地等待着。然而，7 时、8 时过去了，仍不见人归。这时，妻子的失望和焦躁的情绪会对她的身心产生相当大的伤害。即使事后丈夫声明种种客观原因，但妻子精神上受到的刺激和不安已经不可能抹去。如果这类事情反复出现，晚餐时和睦的气氛就不复存在，弄得不好还会出现夫妻间的争吵，使腹中胎儿受株连。妻子怀孕后在情绪上交织着无名的喜悦和忧虑，常变得易激动不安，失眠，自述疼痛和感觉异常,对分娩产生担忧、恐惧。

丈夫应该充分地认识到:在妻子妊娠的这段特殊时期,温存与体贴、快乐和幽默、理解加包容,安排好妻子的物质生活与精神生活,才是稳定妻子情绪的良方。下面列举几种调节家庭气氛的方法,深爱并关心孕妻的丈夫不妨一试。

丈夫总是以一种舒畅的心情推开家门,即使因工作不顺心或在外面遇到不愉快的事情,也应该在跨入家门的一刻,将不良的情绪排除。

夫妻发生口角,原因当然不总是在丈夫身上,因为妻子在怀孕期间,身体内的激素变化使人整天都感到不太舒服,故而往往焦躁不安。丈夫一旦发现有矛盾的苗头,除开导妻子以胎教为重外,可采用幽默的方式对待。因为幽默能使人的副交感神经兴奋,使身体内环境稳定。

重物由丈夫下班时买回家,晚餐时说一句"晚饭后由我来收拾"这样的话,会备添温馨。晚上主动把被子铺好,开窗通风换气,这些足以使孕妻从心理上感到满足。良好的思绪也可以通过神经递质传给胎儿,从而有利于胎儿在性格及智力方面打下良好的基础。